AF320324

HAJIRA SAHAL SULTAN
MAHIMA TILAKCHAND

ROBÔS DENTÁRIOS

HAJIRA SAHAL SULTAN
MAHIMA TILAKCHAND

ROBÔS DENTÁRIOS

UMA MUDANÇA DE PARADIGMA NA MEDICINA DENTÁRIA

ScienciaScripts

Imprint

Any brand names and product names mentioned in this book are subject to trademark, brand or patent protection and are trademarks or registered trademarks of their respective holders. The use of brand names, product names, common names, trade names, product descriptions etc. even without a particular marking in this work is in no way to be construed to mean that such names may be regarded as unrestricted in respect of trademark and brand protection legislation and could thus be used by anyone.

Cover image: www.ingimage.com

This book is a translation from the original published under ISBN 978-620-7-65265-5.

Publisher:
Sciencia Scripts
is a trademark of
Dodo Books Indian Ocean Ltd. and OmniScriptum S.R.L publishing group

120 High Road, East Finchley, London, N2 9ED, United Kingdom
Str. Armeneasca 28/1, office 1, Chisinau MD-2012, Republic of Moldova, Europe
Printed at: see last page
ISBN: 978-620-8-05513-4

ÍNDICE

INTRODUÇÃO

O robô é um sistema que contém sensores, sistemas de controlo, manipuladores, fontes de alimentação e software, todos a trabalhar em conjunto para executar uma tarefa. Conceber, construir, programar e testar um robô é uma combinação de física, engenharia mecânica, engenharia eléctrica, engenharia estrutural, matemática e informática. Nalguns casos, a biologia, a medicina e a química também podem estar envolvidas. A robótica é o ramo da engenharia mecânica, da engenharia eletrotécnica e da informática que se ocupa da conceção, construção e funcionamento.[1]

A aplicação de robôs e os seus sistemas informáticos são utilizados para o controlo, o feedback sensorial e o processamento de informações. Estas tecnologias lidam com máquinas automatizadas que podem substituir os seres humanos em ambientes perigosos ou em processos de fabrico, ou assemelhar-se aos seres humanos em termos de aparência, comportamento e/ou cognição. Muitos dos robôs actuais são inspirados pela natureza, contribuindo para o domínio da robótica de inspiração biológica. [1]

O conceito de criação de máquinas capazes de funcionar de forma autónoma remonta aos tempos clássicos, mas a investigação sobre a funcionalidade e as potenciais utilizações dos robôs só aumentou substancialmente no século XX. Ao longo da história, tem sido frequente a suposição de que os robôs serão um dia capazes de imitar o comportamento humano e gerir tarefas de forma semelhante à humana. Atualmente, a robótica é um domínio em rápido crescimento, à medida que os avanços tecnológicos continuam; a investigação, a conceção e a construção de novos robôs servem vários objectivos práticos, quer a nível doméstico, comercial ou militar.[2]

A palavra robótica deriva da palavra robô, que foi apresentada ao público pelo escritor checo Karel Capek na sua peça R.U.R. (Rossum's Universal Robots), publicada em 1920. A palavra robô vem da palavra eslava robota, que significa **"TRABALHO"**. A peça começa numa fábrica que produz pessoas artificiais chamadas robots, criaturas que podem ser confundidas com seres humanos - muito semelhante à ideia moderna de andróides. O próprio Karel Capek não inventou a palavra. Escreveu uma pequena carta em referência a uma etimologia no Oxford English: Dictionary, na qual nomeia o seu irmão Josef Capek como o seu verdadeiro criador.

De acordo com o Oxford English Dictionary, a palavra robótica foi utilizada pela primeira vez na imprensa por Isaac Asimov, no seu conto de ficção científica "Liar!", publicado em maio de 1941 na revista Astounding Science Fiction. Asimov não sabia que estava a cunhar o termo; uma vez que a ciência e a tecnologia dos dispositivos eléctricos é a eletrónica, presumiu que a robótica já se referia à ciência e à tecnologia dos robôs.

De acordo com o Instituto Americano de Robótica, um robô é definido como um "manipulador reprogramável e multifuncional concebido para mover materiais, peças, ferramentas ou dispositivos especializados através de vários movimentos programados para a execução de uma variedade de tarefas".

As famosas três leis da robótica de Asimov foram introduzidas em 1950, afirmando que: 1 - Um robô não pode ferir um ser humano ou, por inação, permitir que um ser humano sofra danos; 2 - Um robô deve obedecer às ordens que lhe são dadas por seres humanos, exceto se essas ordens entrarem em conflito com a primeira lei, e 3 - Um robô deve proteger a sua própria existência, desde que essa proteção não entre em conflito com a primeira ou a segunda leis.

Os robôs médicos tiveram o seu início há cerca de 34 anos, quando um robô industrial e a navegação por tomografia computorizada foram utilizados para inserir uma sonda no cérebro para obter uma amostra de biópsia . Seguiram-se vários robôs capazes de efetuar determinados procedimentos urológicos e artroplastias totais da anca. No entanto, estes robôs totalmente autónomos não agradaram aos cirurgiões e os robôs subsequentes foram concebidos para serem escravos dos mestres cirurgiões.

Atualmente, os robôs médicos são bem conhecidos pelo seu papel na cirurgia, especificamente, a utilização de robôs, computadores e software para manipular com precisão instrumentos cirúrgicos através de uma ou mais pequenas incisões para vários procedimentos cirúrgicos. Uma visão ampliada 3-D de alta definição do campo cirúrgico permite que o cirurgião opere com alta precisão e controlo. Um instrumento chamado da Vinci, aprovado pela FDA em 2000, terá sido utilizado para efetuar mais de 6 milhões de cirurgias em todo o mundo. Os doentes beneficiam da cirurgia robótica com a abordagem laproscópica, com incisões mais pequenas, menor perda de sangue e uma recuperação mais rápida.

Os cirurgiões beneficiam de uma melhor ergonomia e destreza em comparação com a laparoscopia tradicional. As principais desvantagens são o custo elevado e a necessidade de formação dos cirurgiões e da equipa cirúrgica. O preço base de um sistema da Vinci é de cerca de 1 milhão de dólares.
Várias empresas estão a desenvolver robôs cirúrgicos concebidos para um único procedimento específico, como a substituição do joelho ou da anca. Outras empresas estão a tentar construir sistemas que incorporam inteligência artificial para ajudar na tomada de decisões cirúrgicas.

Na neurocirurgia, o Modus V é um braço robótico automatizado e um microscópio digital construído por uma empresa de Toronto e baseado na tecnologia do vaivém espacial Canadarm. O braço segue os instrumentos cirúrgicos, desloca-se automaticamente para a área apropriada em que o cirurgião está a trabalhar e projecta uma imagem ampliada e de alta resolução num ecrã.

A endoscopia tradicional será brevemente substituída por pequenos robots que podem ser conduzidos a locais específicos para realizar várias tarefas, como fazer uma biopsia ou cauterizar um vaso sanguíneo que sangra. Os microrrobôs podem ser utilizados para viajar através dos vasos sanguíneos e administrar terapias como radiações ou medicamentos num local específico. As cápsulas endoscópicas robóticas podem ser engolidas para patrulhar o sistema digestivo, recolher informação e enviar informação de diagnóstico ao operador. Há ainda os enfermeiros robóticos concebidos para ajudar ou substituir enfermeiros sobrecarregados com tarefas como registos digitais, monitorização de doentes, recolha de sangue e movimentação de carrinhos. Uma área realmente interessante da robótica médica é a da substituição de antibióticos. O conceito é que os nanorrobôs com receptores aos quais as bactérias aderem podem ser utilizados para atrair bactérias na corrente sanguínea ou em locais de infeção local.

A arte da aplicação da robótica no domínio da medicina dentária é bastante fascinante. A inteligência artificial e a medicina dentária andam de mãos dadas para realizar uma variedade de procedimentos dentários de forma eficaz e eficiente. A ideia de um robot de treino dentário foi descrita pela primeira vez em 1969.
 A aplicação de um humanoide no ensino da medicina dentária foi testada em 2017. Um humanoide, um
O sistema de simulação de pacientes de corpo inteiro (SIMROID) foi testado num estudo realizado com estudantes de medicina dentária para descobrir se um paciente robótico era mais realista para os estudantes se familiarizarem com pacientes reais[7] do que os manequins habitualmente utilizados.

"Hanako", o SIMROID com cerca de 165 cm de altura, tem um esqueleto metálico e um padrão de pele à base de cloreto de vinilo. "Hanako" é uma contribuição interessante para a educação em medicina dentária, uma vez que o SIMROID imita um ser humano nas suas acções e expressões. Pode exprimir verbalmente a dor, revirar os olhos, pestanejar, abanar a cabeça em sinal de dor, executar movimentos do maxilar, da língua, do cotovelo e do pulso. Além disso, pode até simular um reflexo de vómito com um sensor de úvula e também simular funções de indução de hemorragia e fluxo de saliva.

Foi introduzido um robô de emergência médica para ajudar os estudantes de medicina dentária a familiarizarem-se com

com situações de emergência. Outro equipamento robótico educacional foi descrito na literatura, denominado ROBOTUTOR. Esta ferramenta foi desenvolvida como uma alternativa a um clínico para demonstrar técnicas de limpeza dentária aos pacientes. Trata-se de um dispositivo robótico para treinar e mostrar técnicas de escovagem. Foi introduzido um simulador de perfuração de dentes com base háptica para o ensino dentário, com um sistema de deteção de colisões implementado para dar uma sensação de força ao utilizador e tornar a experiência de realidade virtual (RV) mais realista. Os estudantes são treinados para experimentar o que é trabalhar com pacientes reais, com todas as suas contorções, preocupações e reacções naturais aos estudantes de medicina dentária.

O primeiro robô dentário foi operado com sucesso num paciente na CHINA, em 2017. O procedimento durou cerca de uma hora e envolveu o implante de dois dentes na boca de uma mulher. Os dentes artificiais foram criados com recurso à tecnologia de impressão 3D e foram ajustados com uma margem de erro de 0,2 - 0,3 mm - o padrão exigido para o tipo de cirurgia a que a paciente foi submetida. robô realizado.

Depois, nos Estados Unidos, um assistente dentário conhecido como robô "YOMI" recebeu recentemente a aprovação da U.S. Food and Drug Administration, que também deverá melhorar o sucesso dos procedimentos dentários. O Yomi é o único sistema robótico cirúrgico que se centra na indústria dentária e fornece orientação física através da utilização de tecnologia robótica háptica. A tecnologia háptica restringe a posição da broca dentária, bem como a sua orientação e profundidade. Esta tecnologia de assistência deixa o cirurgião sempre em controlo. O Yomi também proporciona flexibilidade durante a cirurgia, permitindo que o cirurgião altere dinamicamente o plano. Um dentista utiliza um teclado para dirigir os movimentos do Yomi.

As escolas de medicina dentária também começaram a adotar tecnologias como esta. Dos registos dentários à criação de implantes e radiografias, a maior parte da medicina dentária passou para a plataforma digital. A utilização de tecnologias como a robótica e a al na medicina dentária permite uma maior precisão e elimina o erro humano.

ROBÓTICA NO DOMÍNIO DA MEDICINA

Na sequência dos desenvolvimentos da tecnologia dos robôs industriais, a robótica chegou ao domínio da medicina e é utilizada numa série de disciplinas cirúrgicas. Passaram décadas desde que os robôs entraram no domínio da medicina e esta tecnologia não teria sido uma realidade se Leonardo da Vinci não tivesse criado muitos esboços e desenhos semelhantes a robôs em 1500. Tudo começou em 1985, quando um robô, o PUMA 560, foi utilizado para colocar uma agulha para uma biopsia cerebral, utilizando a orientação por TAC.78 Três anos mais tarde, Davies et al efectuaram uma ressecção transuretral utilizando a mesma máquina. Três anos mais tarde, Davies et al realizaram uma ressecção transuretral utilizando a mesma máquina. Este sistema foi desenvolvido no PROBOT, um sistema robótico especificamente concebido para a ressecção transuretral.[4]

Em seguida, o ROBODOC80 foi desenvolvido pela Integrated Surgical Supplies de Sacramento, CA, que foi concebido para mover o fémur durante as cirurgias de substituição da anca. Este foi o primeiro robô aprovado pela FDA. O MROBOT foi utilizado para efetuar uma cirurgia prostática pelo Dr. Senthil Nathan no Guy's and St Thomas' Hospital, em Londres. Além disso, a primeira cirurgia robótica completa teve lugar no Centro Médico da Universidade do Estado de Ohio, sob a direção do Dr. Robert E. Michler, Professor e Chefe de Cirurgia Cardiotorácica.

Em julho de 1998, registaram-se avanços quando uma operação de reconexão das trompas de Falópio foi realizada com êxito em Cleveland, utilizando o ZEUS. Em 1998, o Dr. David Gow criou o primeiro braço biónico, denominado Edinburgh Modular Arm System. Em 12 de maio de 2008, o primeiro procedimento neurocirúrgico robótico compatível com RM guiado por imagem foi realizado na Universidade de Calgary pela Dra. Garnette Sutherland utilizando o NeuroArm.81.[4]

Também houve uma revolução quando, em janeiro de 2009, o Dr. Stuart Geffner realizou o primeiro transplante renal assistido por robôs no Saint Barnabas Medical Centre em Livingston, Nova Jérsia. Em setembro de 2010, a primeira operação robótica na vasculatura femoral foi realizada no Centro Médico Universitário de Liubliana por uma equipa liderada por Borut Gersak. O robô utilizado foi o primeiro verdadeiro robô, ou seja, não se limitava a reproduzir o movimento das mãos humanas, mas era guiado através do premir de botões. À medida que a tecnologia robótica evolui e se torna mais prevalecente, esperamos assistir a uma inovação contínua e a melhores resultados cirúrgicos.[4]

A vida humana é uma existência intrigante com patologias encontradas em várias fases da vida. Curiosamente, a origem do problema começa por vezes mesmo antes do nascimento, quando os casos de infertilidade constituem um desafio. De entre os vários factores envolvidos na infertilidade, a endometriose (presença da glândula endometrial e do estroma fora do útero), uma doença ginecológica, pode constituir um desafio e, para fazer face a este desafio, existe o sistema robótico da Vinci que combina tecnologia robótica e sistemas de telemanipulação que representam os últimos desenvolvimentos em matéria de cirurgia minimamente invasiva. O sistema robótico da Vinci permite que os cirurgiões realizem operações de alta precisão com visão tridimensional (3D) e é uma bênção moral na infertilidade associada aos miomas uterinos que realizam a miomectomia minimamente invasiva[10] . Possui uma câmara 3D de alta definição montada num braço que proporciona uma visão ampliada do procedimento cirúrgico com facilidade.

Considerando que uma das investigações mais comuns é a investigação do sangue, para ultrapassar o problema de traçar veias fracas e complicadas, foi criado um novo robô chamado VEEBOT que ajuda a tirar sangue e a inserir intravenosas. O Veebot é uma sanduíche de robótica e tecnologia de imagem. O Veebot utiliza uma fonte de luz infravermelha que explora uma veia adequada e utiliza um ultrassom que analisa os aspectos do fluxo de sangue suficiente para uma extração eficaz de sangue. Após a confirmação, o braço do Veebot toma a sua posição na veia selecionada e efectua a inserção da agulha. Com uma precisão de cerca de 83%, o Veebot demora um minuto a realizar a tarefa de traçar e capturar a veia.

Muitas vezes, o destino de um doente é decidido num hospital com base na presença ou ausência de um médico no momento da necessidade, especialmente num ambiente rural. Aqui está o robô RP-7 (Robotic round the clock physician). Estes servem de ponte para salvar vidas em circunstâncias cruciais. Com cerca de 1,5 m de altura, o robô RP-7 tem funcionado como médico 24 horas por dia, permitindo que os doentes e o pessoal comuniquem com os médicos fora de serviço, sem fios, através do ecrã de vídeo e da câmara.

Para além do excelente médico, o enfermeiro é igualmente importante, ou melhor, contribui para uma enorme importância nas horas extraordinárias. Aqui surge o Robot for Interactive Body Assistance (RIBA). Pesando cerca de 180 kg, incluindo a bateria, o RIBA ajuda a levantar doentes até 61 kg das suas camas e cadeiras de rodas. Com os avanços da ciência por um lado, a população geriátrica, agraciada com uma maior longevidade de vida, mas com uma morbilidade acrescida, exige a necessidade de prestadores de cuidados. Infelizmente, a proporção e a resistência dos prestadores de cuidados não satisfazem as necessidades prementes de ajuda física exigida pelos idosos e pelos doentes, a assistência robótica tem um impacto moral e eficaz, assumindo a forma de um ursinho de peluche, com uma pele macia de espuma de uretano leve, com sensores tácteis integrados e um braço flexível para facilitar a elevação de seres humanos. Para além do seu serviço surpreendente, pode reconhecer rostos e vozes, bem como responder a comandos vocais, servindo assim como uma cor nobre.

O robô fractal super hábil, ou robô arbusto, que se assemelha a um arbusto animado com triliões de dedos rápidos à nanoescala, é designado por Bush Robot. Armado com o software correto, funciona como um cirurgião brilhante. Estes robôs fractais, criados por Hans Moravec com uma destreza e reconfigurabilidade inigualáveis, apresentam graus de movimento melhorados, movimentos sem tremores e evitam o efeito de fulcro. Desempenham um papel significativo e sensível nas cirurgias cardíacas e em muitas outras cirurgias, incluindo as relacionadas com outros sistemas do corpo.

Os meios tradicionais de investigação post-mortem em seres humanos como parte da ciência forense em determinadas situações em que o exame científico dos corpos após a morte se torna essencial. Para ultrapassar este problema emocional, a ciência está a desenvolver uma tecnologia que incorpora um procedimento minimamente invasivo, conhecido como autópsia virtual (Virtopsy), que está a emergir como um benefício moral para a ciência forense. A Virtopsy é uma tecnologia transdisciplinar que combina ciência forense, ciência patológica, ciência da imagem, aquisição e obtenção de imagens, física e biomecânica. O Virtibot é um sistema robótico multifuncional que serve para efetuar digitalização de superfícies 3D e biópsias automáticas guiadas por imagens post mortem. Trata-se basicamente de uma técnica não invasiva, sem bisturi, que utiliza imagens 3D através de MSCT e MRI para explorar o corpo humano, acrescentando uma nova dimensão à ciência forense e servindo como a mais bela cor do arco-íris da robótica num hospital.

Poucos robôs médicos são utilizados para fins de emergência, sendo utilizados fora do bloco operatório. São utilizados em ambientes como o diagnóstico rápido de lesões e a realização semi-autónoma de intervenções que salvam vidas. Os actuais robôs de resposta a emergências são pouco mais do que sistemas monomotores, mas esses sistemas podem ser controlados por monitores de saúde para minimizar a atenção necessária por parte das equipas de emergência. Este controlo de feedback torna mais provável que esses sistemas sejam autónomos, por exemplo, os desfibrilhadores automáticos externos. Por exemplo: AutoPulse Plus.

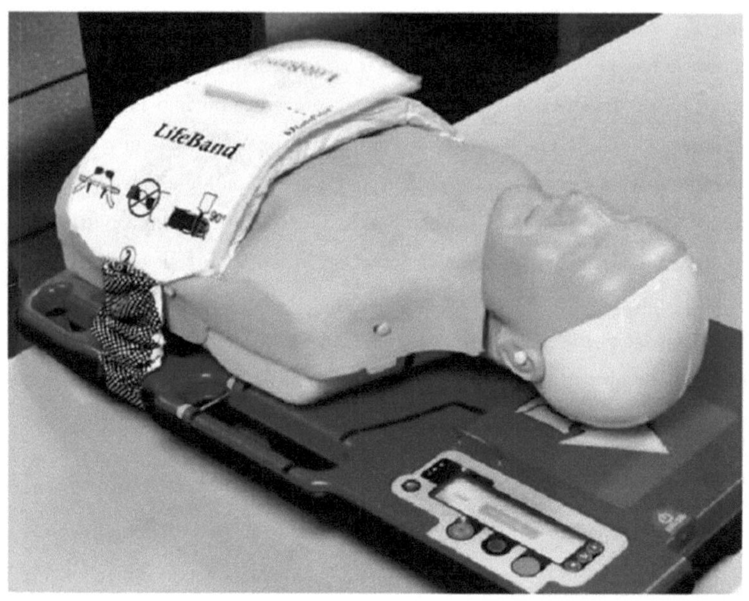

FIGURA 1 AutoPulse Plus

O AutoPulse Plus (ZOLL Medical Corp., anteriormente Revivant) é um dispositivo automatizado e portátil que combina as funções do dispositivo de reanimação cardiopulmonar AutoPulse e do monitor/desfibrilhador da série E. Composto por uma meia-placa traseira com um motor alimentado por bateria que acciona uma banda torácica, o AutoPulse aperta ritmicamente a banda para efetuar compressões torácicas. O aperto da banda durante as compressões é uma função de o tamanho do tórax em repouso do paciente, para ajustar a variabilidade entre pacientes. Entretanto, o monitor/desfibrilhador da série E mede a frequência e a profundidade das compressões torácicas em tempo real e filtra os artefactos de ressuscitação cardiopulmonar do sinal do eletrocardiograma.

ROBÓTICA NA MEDICINA DENTÁRIA

No final dos anos 1500, quando Leonardo da Vinci criou muitos esboços e desenhos de robôs, dificilmente se poderia adivinhar que haveria um desenvolvimento tão profundo no domínio da robótica e que esta encontraria o seu caminho em quase todos os domínios tecnológicos. Precedida pela tecnologia dos robôs industriais, a robótica também se tornou um pilar nas várias disciplinas do domínio da medicina. O principal objetivo da utilização de robôs é aumentar a precisão, a qualidade e a segurança dos procedimentos cirúrgicos. O primeiro robô cirúrgico foi introduzido em 1992, mas a tecnologia teve o seu primeiro grande avanço quando o robô Da Vinci foi aprovado pela Food and Drug Administration (FDA) dos EUA em 1997.[4]

Desde então, tem sido amplamente utilizado em cirurgia. Um grande número de indicações para este robô, que consiste principalmente num conjunto de braços robóticos com câmaras de vídeo, foi aprovado pela FDA depois de documentada a segurança e a eficácia da tecnologia. Pode cortar, fixar, coagular e suturar através de procedimentos minimamente invasivos. O robô é controlado por um cirurgião sentado numa caixa de controlo afastada do doente, a partir da qual pode controlar qualquer ação do robô com base em imagens tridimensionais do campo cirúrgico no interior do doente produzidas pelas câmaras de vídeo, que podem ser ampliadas várias vezes. Por exemplo, a cirurgia por robot Da Vinci é a opção mais utilizada atualmente para a prostatectomia nos EUA. A robótica ainda não é utilizada na medicina dentária, apesar de todas as tecnologias necessárias já terem sido desenvolvidas e poderem ser facilmente adaptadas.

Algumas das tecnologias já são utilizadas em medicina dentária, como a simulação baseada em imagens da cirurgia de implantes seguida da utilização de guias cirúrgicos, e a criação de impressões digitais de preparações utilizando um scanner intra-oral, após o que um dispositivo de fresagem produz a restauração, mas ainda não vimos nenhum robô capaz de preparar dentes para coroas, incrustações ou pontes.

Esse robô seria fundamentalmente um dispositivo de perfuração dentária acoplado a um dispositivo de navegação para determinar a posição correta do dispositivo em relação ao doente. O robô pode ser operado diretamente por um dentista ou ser pré-programado para executar as suas funções com base em dados de imagiologia (TAC). Finalmente, seria utilizado um scanner intra-oral para efetuar impressões digitais.

Estes dados seriam depois transferidos para o laboratório para produzir coroas ou pontes provisórias num tempo muito curto, utilizando uma fresadora, e para fabricar as restaurações definitivas num tempo muito mais curto do que com os procedimentos convencionais. A robótica poderá oferecer à medicina dentária uma maior precisão, previsibilidade, segurança, qualidade dos cuidados e rapidez do tratamento. Poder-se-ia perguntar por que razão os robôs ainda não foram introduzidos na medicina dentária, uma vez que as funções necessárias são relativamente simples. Uma explicação poderá ser o facto de a robótica na medicina dentária ser um exemplo de tecnologia disruptiva, o que significa que os actuais fabricantes de equipamento dentário poderão recear um efeito negativo no seu estatuto atual.[8]

A robótica oferece maior precisão, previsibilidade, segurança, qualidade e velocidade, mas não pode efetuar um diagnóstico independente, recomendar um plano de tratamento ou decidir a extensão e profundidade de um procedimento. A medicina dentária requer uma combinação competente de técnica e tecnologia, e ambas as facetas precisam uma da outra para prosperar. No cenário atual, a robótica pode muito bem ajudar a aumentar as receitas da indústria, uma vez que permite procedimentos mais rápidos e eficientes, o que, a longo prazo, ajuda a criar credibilidade. Os dentistas que se aperceberem deste facto serão os principais intervenientes nos próximos anos. Os poucos que já lideram o sector compreenderam o facto de a tecnologia dentária não ser uma ameaça, mas sim uma ajuda muito eficiente, e estão a utilizá-la com a máxima eficácia.

A rápida adoção dos lasers dentários constitui uma prova substancial. Esta tecnologia provou o seu valor em tratamentos de periodontia, endodontia e prótese. Do mesmo modo, as imagens intra-orais e CAD/CAM tornaram a produção de coroas mais rápida, previsível e exacta.[5]

Este aumento visível na eficiência, qualidade e durabilidade dos procedimentos dentários pode também ser atribuído à medicina dentária robótica. Tem-se verificado que a velocidade de recuperação da restauração protética é, no mínimo, impressionante. A estética de alta qualidade é algo que não pode ser ignorado e é exatamente nisso que a medicina dentária robótica ajuda. Ao eliminar as técnicas de perfuração dolorosas, as morbilidades pós-operatórias são reduzidas e o tempo de recuperação torna-se mais curto do que o habitual. Um dos aspectos mais importantes deste facto é a ausência visível de dor pós-operatória para o paciente.[7]

A robótica também está a tornar as cirurgias de implantes dentários mais seguras, mais rápidas e mais precisas. De facto, a combinação da robótica com o mapeamento digital 3-D utilizando impressoras 3-D facilita imenso o trabalho. Os modelos produzidos através de impressoras 3D para procedimentos de implantes permitem obter resultados finais pormenorizados. Estes modelos 3D podem ser os melhores guias cirúrgicos. Podem ser utilizados não só para assistência no planeamento pré-cirúrgico, mas também para verificação do posicionamento inter-operatório. Mais uma vez, o facto de que, em vez de se sentirem ameaçados pela tecnologia e pela robótica dentária, os dentistas devem abraçar este campo em crescimento de braços abertos.[6]

O conceito de robô paciente dentário, atualmente designado por cabeças fantasma, que consiste numa região cefálica funcional simples e na disposição dos dentes, revelou-se muito diferente dos pacientes reais. Este conceito de robô-paciente dentário foi iniciado no Japão.

Outra tendência emergente é a utilização de nanobots. Estes robots do tamanho de uma bactéria ajudam a realizar procedimentos que normalmente não seriam possíveis com a mão humana. Por exemplo, podem ser utilizados para administrar anestesia. Nas gengivas, os nanobots estabelecem o controlo do tráfego de impulsos nervosos e desligam as sensações dolorosas. Após o tratamento, as sensações são restauradas e o paciente sente um conforto que não pode ser igualado por procedimentos cirúrgicos normais. Também utilizados para identificar bactérias e destruir lesões cancerígenas, os nanobots têm claramente o potencial de ter um impacto positivo na eficiência dentária em grande escala.

Imagine um futuro em que os doentes possam assistir a consultas de dentista sem sentir dor ou ansiedade. Tudo seria mais fácil, desde o endireitamento dos dentes e o reposicionamento vertical até ao tratamento da hipersensibilidade. Até publicações como a Scientific American e conceituadas associações dentárias reconheceram as implicações da tecnologia avançada neste sector. A utilização da robótica para ajudar nas operações e cirurgias dentárias é, na realidade, o próximo grande passo. O futuro parece mais brilhante e mais eficiente. A sua adoção significará apenas mais lucros, melhor desempenho e operações mais fáceis para os dentistas de todo o mundo.[10]

APLICAÇÃO DA ROBÓTICA EM VÁRIOS DOMÍNIOS DA MEDICINA DENTÁRIA

ROBÔ DENTÁRIO PARA PACIENTES

As aptidões da terapia dentária dependem frequentemente da competência e da capacidade dos clínicos, sendo necessário que estes tenham uma vasta experiência na utilização de métodos e modelos que reflictam com precisão os procedimentos e as condições reais de tratamento. Os recém-licenciados carecem de competências clínicas e de experiência no tratamento de pacientes.

Até há pouco tempo, a formação clínica era efectuada em pacientes voluntários que davam o seu consentimento. No entanto, as recentes alterações nas questões éticas relacionadas com os estudos ambientais, a medicina e a medicina dentária dificultaram essa formação clínica. Atualmente, os chamados "Phantoms" consistem numa região cefálica funcional simples e numa disposição dos dentes que é diferente da dos pacientes reais[12].

Consequentemente, o conceito de robô dentário foi iniciado no Japão. Uma universidade japonesa tem sido pioneira no domínio da robótica dentária aplicada para ajudar os estudantes em formação. Os robots reagem como um doente real se o estudante se aproximar demasiado de um nervo com a broca ou outros instrumentos. O robô médico também pisca os olhos e fala, apresentando um aspeto muito realista. Começando por ser o paciente na ausência de um, reproduzem a forma e a estrutura reais da cavidade oral e do seu ambiente, conduzindo assim a módulos de formação "práticos" adequados.

Os alunos podem aprender na clínica da sala de aula em qualquer altura. Não há necessidade de marcar pacientes com problemas específicos e não há probabilidade de alguém se magoar[15].

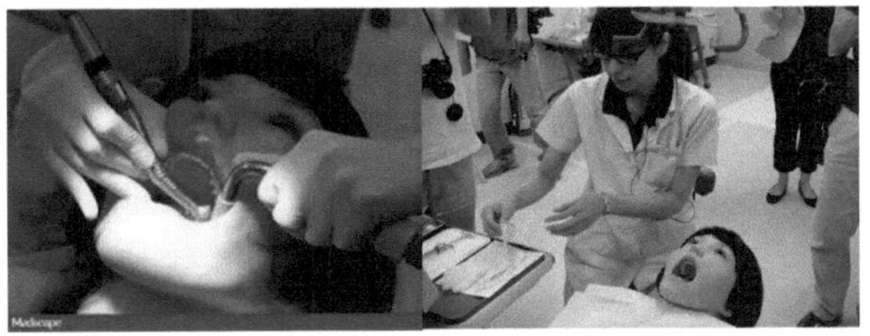

A figura 2 mostra um hanako

A Universidade Showa de Tóquio contratou a empresa de robótica Tmsuk para fabricar o robô realista, concebido para simular uma série de gestos e respostas típicas dos doentes, permitindo aos estudantes de medicina dentária experimentar como é trabalhar com um doente real. Diz-se que o Showa Hanako é um substituto mais fácil de utilizar e funcional do Showa Hanako (figura 2), que foi apresentado em março de 2010[12] .

A Orient Industry é responsável pela pele de silicone (que substitui a pele de PVC do modelo anterior) e pelo revestimento da boca, que aumenta a sensação de realismo e impede a entrada de água na máquina.

Pode pestanejar, revirar os olhos, espirrar, abanar a cabeça, tossir, mexer a língua e até ficar cansado quando tem de manter a boca aberta durante muito tempo (figura 2). Curiosamente, o robô também é capaz de simular um reflexo de vómito, que é bastante frequente durante os procedimentos dentários. Os engenheiros japoneses também utilizaram uma tecnologia de reconhecimento de voz desenvolvida pela Raytron para facilitar a capacidade de conversação.

GEMINÓIDE

DK Hiroshi Ishiguro (professor da Universidade de Osaka), juntamente com os seus colegas do Instituto Internacional de Investigação em Telecomunicações Avançadas do Japão, criou um novo robô chamado Geminoid DK.

O facto mais interessante da invenção é que representa a réplica exacta do Professor Henrik Scharfe da Universidade de Aalborg. Vale a pena mencionar que o robot é o primeiro de uma série baseada em personalidades fora do Japão. De acordo com o inventor, a máquina destina-se a fazer avançar a ciência e a filosofia androide, em busca de respostas a questões fundamentais.

Os Geminoids podem ser controlados à distância, estando equipados com tecnologia avançada de captura de movimentos. Esta última permite que a máquina imite expressões faciais e movimentos exactos da cabeça.

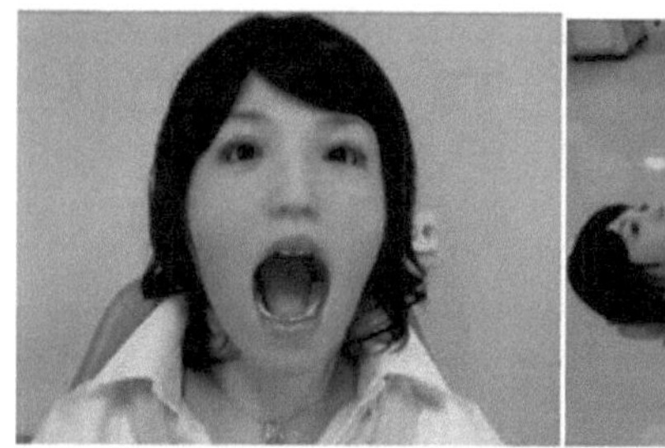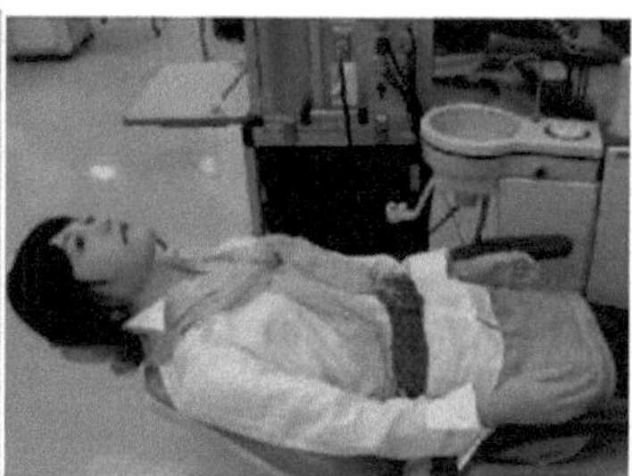

FIGURA 3 GEMINOIDE

SIMROID

Trata-se de um robô de treino dentário super-realista para dentistas, desenvolvido pela Nippon Dental University Kokoro com o fabricante de equipamento dentário Morita Manufacturing. É uma atualização do Simuloid, um robô de treino dentário menos sofisticado criado em 2007.

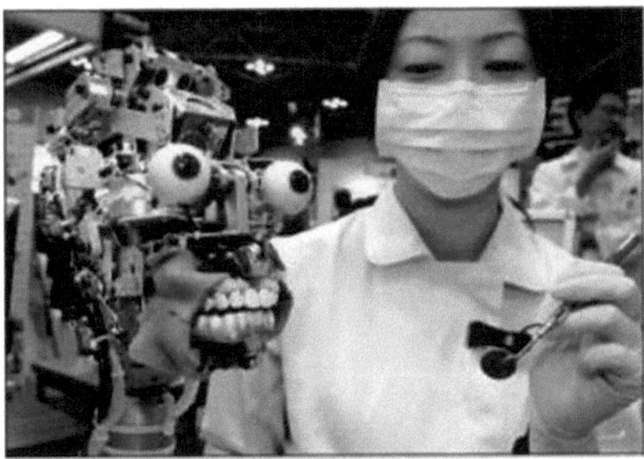

FIGURA 4 SIMROID

Os seus criadores afirmam que o Simroid,[15] um simulador de pacientes dentários da próxima geração, foi desenvolvido para fornecer um feedback mais emocional aos dentistas em formação. O que o distingue são os avanços na robótica e na inteligência artificial, que agora o fazem reagir com respostas mais emocionais e realistas.

Os sensores dentro e à volta da boca permitem-lhe sentir dor e desconforto simulados, aos quais reagirá negativamente, tornando os estudantes mais conscientes da sua técnica. Pode mesmo reagir com desconforto quando o cotovelo do dentista entra em contacto com o seu corpo, pelo que os seus criadores pensaram em tudo e utilizaram uma nova pele artificial em vez de silicone, que pode rasgar-se facilmente quando o robô tem de abrir muito a boca, e o Simroid está agora equipado com capacidades de comunicação muito melhores.

As capacidades de reconhecimento de voz permitem-lhe responder e reagir a perguntas ou comandos. É até capaz de classificar e avaliar o tratamento, com duas câmaras a monitorizar todos os movimentos do estudante e as leituras dos seus sensores a serem registadas durante todo o procedimento. Este robô paciente é fabricado pela Kokoro, que também produz a linha Actroid de robôs humanóides realistas[15].

APLICAÇÃO ROBÓTICA EM PRÓTESE DENTÁRIA

Robô de arranjo de dentes Os robôs utilizados para o arranjo de dentes podem ser um sistema de robô manipulador único ou um sistema de robô manipulador múltiplo. O sistema de robô manipulador único para o fabrico de próteses completas é desenvolvido utilizando o robô CRS 6DOF (grau de liberdade) produzido pelo Canadá. O sistema robotizado de manipulação simples para o arranjo de dentes para próteses completas é constituído pelos seguintes componentes Robô CRS 6DOF (figura 5).

➢ pinça electromagnética

➢ computador

➢ sistema de controlo central com software de disposição de dentes e de controlo de robôs para disposição de dentes, planeamento de movimentos e controlo

➢ base de dentadura

➢ dispositivo de fonte de luz

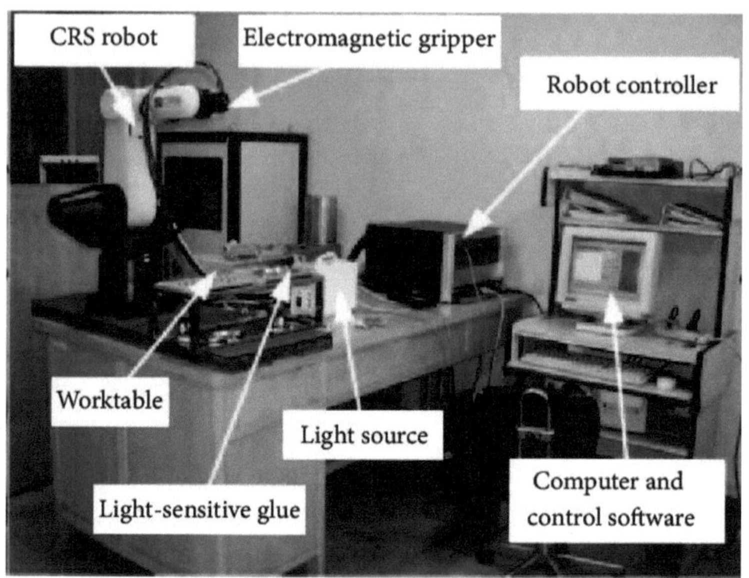

FIGURA 5 COMPONENTES DO ROBÔ 6DOF CRS

O software de arranjo dentário virtual tridimensional é programado com base em VC++ e OpenGL. As funções do software de arranjo dentário virtual são as seguintes. Escolher ou criar ficheiros do historial médico de um paciente, desenhar uma arcada dentária e curvas da arcada dentária com a experiência de um especialista, de acordo com os parâmetros da arcada dentária do paciente, e ajustar razoavelmente a curva da arcada dentária com a experiência de um especialista. Apresentar dentições virtuais tridimensionais no ecrã, proporcionar um ambiente de observação virtual para as dentições desenhadas e modificar interactivamente a postura de cada dente.

O software de controlo do robô é programado com base na linguagem RAPL. As funções do software de controlo do robô são utilizadas para calibrar a posição inicial do robô de arranjo dentário, criar um perfil de dados de controlo para o arranjo dentário real com o robô e controlar o robô para a operação de arranjo dentário. A carga máxima deste sistema de robot é de 3 kg, a velocidade máxima da linha é de 4,35 m/s e a precisão do posicionamento repetido é de ±0,05 mm. É implementada uma experiência de fabrico de próteses completas utilizando este sistema de robô. Obteve-se a dentição superior e inferior completas para um paciente sem experiência clínica.

O esquema de realização da mão multifinger com arranjo de dentes foi concebido com base no robot MOTOMAN UP6. Esta mão multifinger tem três dedos: cada dedo tem três graus de liberdade. Com base na análise do espaço de trabalho e na simulação de movimentos, esta mão multifinger pode satisfazer teoricamente os requisitos de disposição dos dentes. No entanto, os dentes artificiais têm uma forma muito complicada e não são fáceis de agarrar e manipular com precisão por uma mão com vários dedos. Foi também concebido um robô multimanipulador de 84DOF para a disposição dos dentes[25] . Existem 14 manipuladores independentes na curva da arcada dentária. Cada um deles pode mover-se ao longo do seu próprio trilho para satisfazer o requisito da posição de cada dente na curva da arcada dentária.

Estes manipuladores suportam cada dente através de um auxiliar de arranjo dentário e proporcionam aos comandos seis graus de liberdade (três rotações e três movimentos) para ajustar cada dente à sua posição ao longo das direcções X, Y, Z, lingual, rotação e próximo do médio. Este sistema robótico é acionado por 84 motores. Combinado com o ajudante de arranjo dentário, este robot pode realizar qualquer postura no espaço dos dentes artificiais. Sem agarrar diretamente os dentes artificiais, também pode resolver muitos problemas que um único robô tem dificuldade em resolver, por exemplo, agarrar e localizar sequencialmente os dentes artificiais durante um processo de arranjo dentário.

No caso do robô multimanipulador para a disposição dos dentes 84DOF (figura 8), uma vez que a quantidade de motores acionados é de 84, é difícil realizar o controlo e o cálculo cinemático deste sistema robotizado. Para resolver este problema, é proposta uma estratégia de organização dos dentes baseada na combinação do gerador de curvas da arcada dentária e do auxiliar de organização dos dentes, o sistema de robot de organização dos dentes multimanipulador 50DOF. Este sistema é composto por 14 manipuladores independentes, um gerador de arcos dentários e um mecanismo de deslizamento. O mecanismo de deslizamento é utilizado para obter um controlo de 5 pontos (um ponto fixo e quatro pontos móveis) para o gerador de curvas da arcada dentária, que é utilizado para criar uma curva da arcada dentária que corresponde à da cavidade oral do paciente.

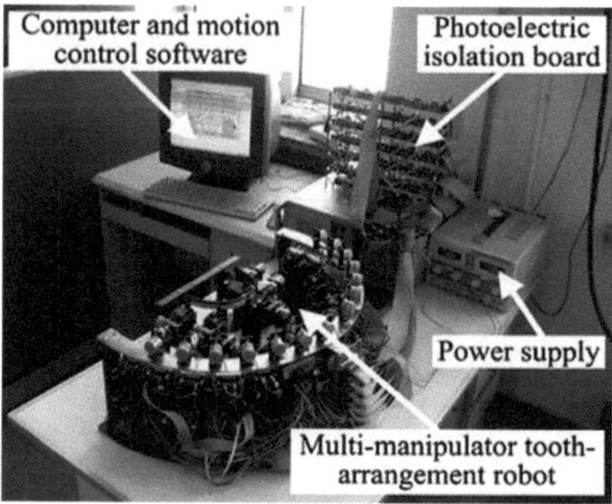

FIGURA 6 Robô com vários manipuladores

Existem 14 manipuladores no gerador de curvas de arcada dentária flexível. Cada um deles pode mover-se ao longo do seu próprio trilho para satisfazer o requisito de rotação de cada dente.

Estes manipuladores suportam cada dente através de um auxiliar de arranjo dentário e proporcionam aos controlos três graus de liberdade (duas rotações e um movimento) para ajustar cada dente à sua posição ao longo das direcções Z, lingual e próximo do médio. Por baixo de cada manipulador estão colocadas duas barras de parafusos verticais paralelas e cada uma das barras de parafusos está ligada a um eixo de aço flexível acionado por um motor de passo.

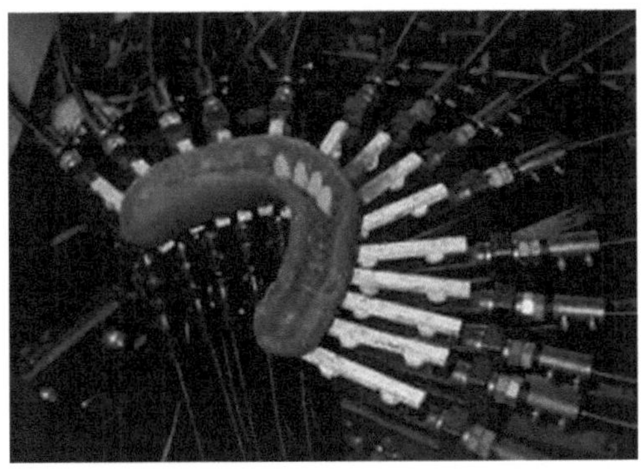

FIGURA 7 Robô com vários manipuladores

Uma vez que o auxiliar de arranjo dos dentes é fixado no eixo rotativo por uma ligação com cavilhas, consegue-se desta forma uma liberdade de deslocação. Quando as duas barras de parafusos rodam de forma inconsistente, a estrutura de rolamento roda, trazendo consigo a rotação do auxiliar de arranjo dos dentes, e assim a direção da ligula pode ser realizada. O eixo rotativo da direção quase distante-média está ligado a um eixo flexível e é acionado por um motor de passo. Este pode acionar a rotação do auxiliar de arranjo dentário e a direção próxima da distância média é assim alcançada. Como descrito acima, o manipulador move-se com três graus de liberdade.

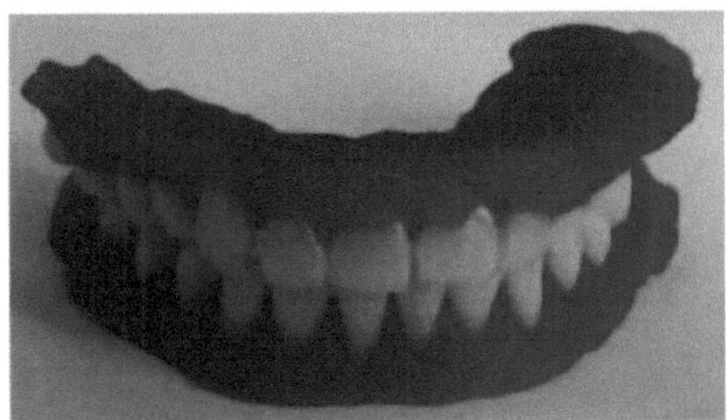

FIGURA 8 PRÓTESE COMPLETA

Assim, a quantidade de motores acionados é reduzida para 50. Além disso, o mecanismo é simples, hábil e fácil de controlar. O processo de fabrico de uma prótese completa demora apenas cerca de 30 minutos com este sistema de robô. A precisão do posicionamento repetido é de ±0,07 mm para um único manipulador e de ±0,10 mm para todo o sistema robotizado. Estrutura do robô multimanipulador de 84DOF para o arranjo de dentes. Prótese completa feita pelo sistema de robô de manipulação múltipla de 50DOF Protótipo virtual de robô de manipulação de dentes de tipo cartesiano.

BROCA DENTÁRIA ROBÓTICA

Trata-se de um novo avanço desenvolvido por tecnologias tácteis e que consiste na imobilização do maxilar do doente e na suspensão de agulhas finas que penetram na gengiva e determinam a localização do osso. Toda esta unidade está ligada a um PC através de uma ligação sem fios e junta-se aos dados da tomografia computorizada, produzindo assim um conjunto de guias de perfuração que, uma vez activadas, são autodirigidas e podem ser alteradas pelo médico de acordo com as necessidades (figura 9).

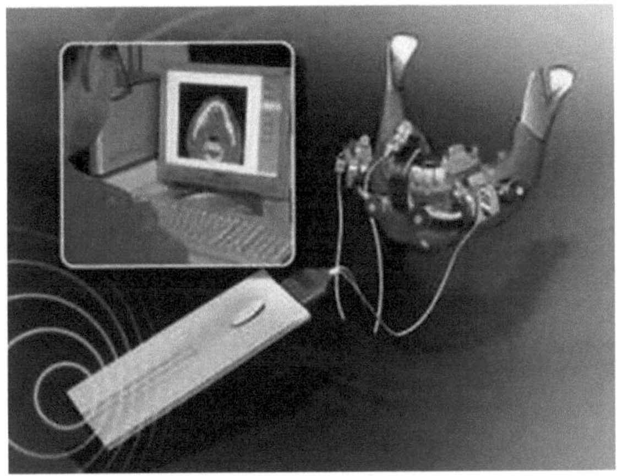

FIGURA 9 BROCA DENTÁRIA ROBÓTICA

ROBÔS PARA IMPLANTES DENTÁRIOS

Na investigação sobre implantes dentários, muitos problemas por resolver dizem respeito à distribuição das tensões interfaciais entre os componentes do implante, bem como entre a superfície do implante e o osso em contacto. Para obter uma compreensão mecânica da forma como as forças oclusais verticais e horizontais são distribuídas, é crucial desenvolver sistemas de teste in vitro para medir a transmissão de força entre os implantes dentários e as próteses fixas. A Figura 10 mostra o sistema de medição da força de mastigação após implantologia dentária criado pela Universidade de Kentucky.[28]

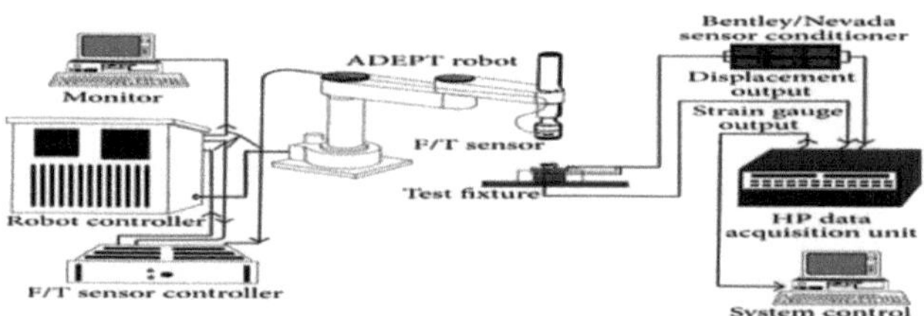

FIGURA 10 UNIDADE DE IMPLANTE ROBÓTICO

O sistema foi concebido para produzir movimentos mandibulares simulados e forças de contacto oclusal, de modo a que vários designs e procedimentos de implantes possam ser testados e avaliados exaustivamente antes dos testes em animais ou dos ensaios clínicos em humanos. Foram fabricadas e utilizadas para verificação experimental duas concepções de próteses fixas comummente utilizadas para ligar um implante a um dente, uma ligação rígida e uma ligação não rígida. As distribuições de deslocamento e força geradas durante actividades de mastigação simuladas foram medidas in vitro. Foram analisados os níveis de força, potencialmente prejudiciais para o osso humano que rodeia o implante dentário e o dente ligados.

Estes resultados são úteis na conceção de próteses e componentes de ligação que reduzirão as falhas e limitarão a transferência de tensão para a interface implante/osso. A bancada de trabalho robótica para próteses sobre implantes, desde o planeamento pré-operatório até à perfuração da tala, criada pela Ecole des Mines de Paris, em França, e pela Universidade de Umea, na Suécia, é apresentada na Figura 2.

É apresentado um novo método para a cirurgia de implantes dentários. O software de planeamento pré-operatório é programado e utilizado para trabalhar com os dados do scanner de TAC. É criado um modelo reconstruído em 3D do maxilar do paciente. As fixações dos implantes são colocadas com a ajuda de um modelo reconstruído em 3D do maxilar do paciente. Um robô de precisão é então utilizado para perfurar uma tala maxilar, nos locais determinados com o software de planeamento, de modo a criar uma guia cirúrgica. O robot tem cinco graus de liberdade (três translações e duas rotações). Tem uma precisão de translação de ±0,04 mm e uma precisão de rotação de
Precisão de rotação de ±0,15°.

Ao apontar as esferas radiopacas com o robô, a localização destas esferas no referencial do robô é determinada com uma precisão próxima de 0,3 mm; ao apontá-las nas imagens do tomógrafo, a sua localização no referencial do tomógrafo é também determinada, com uma precisão próxima de
0,25 mm. Um primeiro caso foi tratado com este novo protocolo, no Departamento de Cirurgia Oral e Maxilofacial da Universidade de Umea, na Suécia. A paciente era uma mulher edêntula do maxilar superior. Devido a uma forte reabsorção óssea, foi-lhe efectuado um enxerto ósseo antes da cirurgia de implante.

Foi planeado um tratamento com 8 implantes utilizando o software de planeamento pré-operatório. A Figura 3 mostra o robô a perfurar a tala do maxilar do paciente. A Figura 4 mostra a posição dos implantes de fixação colocados no maxilar após a perfuração. O resultado experimental mostra que todos os implantes foram colocados com precisão no local correto. Propõe-se a utilização de um robô para perfurar o local do implante na preparação para a inserção do implante[30].

É descrito um sistema robótico guiado por imagem para implantação dentária automatizada. Os modelos 3D específicos do paciente são reconstruídos a partir de imagens de TC de feixe cónico pré-operatórias e o planeamento da implantação é efectuado com estes modelos virtuais. É aplicado um procedimento de registo em duas fases para transformar o plano pré-operatório da inserção do implante em operações intra-operatórias do robô com a ajuda de uma máquina de medição de coordenadas. As experiências são efectuadas com um fantoma gerado a partir do modelo 3D específico do doente. Os valores do Erro de Registo Fiducial e do Erro de Registo do Alvo são calculados para avaliar a precisão do procedimento de registo. Esta investigação lançou as bases para a implantação dentária robótica automática.

O sistema de implantologia dentária que utiliza o robô ABB IRB2400/M98 foi criado pela Universidade de Coimbra, em Portugal[29]. O sistema inclui um manipulador robótico industrial, uma placa de aquisição de dados, extensómetros para avaliação da tensão/deformação e um sensor de força/torque (equipado com acelerómetros) colocado no pulso do robô. Este sistema pode efetuar perfurações e inserção de implantes. O robot está equipado com um trocador de ferramentas e é utilizado em duas tarefas diferentes:

(1) efetuar a perfuração do implante com a ajuda de uma ferramenta de perfuração dentária

(2) para aplicar pressão sobre os implantes montados para simular o processo de mastigação.

O software do sistema, que consiste no módulo de calibração do robô, no módulo do plano de perfuração, no módulo do plano de carga, no módulo de execução da perfuração e no módulo de aquisição de dados, é programado com base no 'Matlab'. O número ótimo de implantes e a sua colocação/orientação é estudado através da força do implante e da análise da tensão/deformação do tecido ósseo do maxilar com as diferentes posturas de perfuração, mas sem considerar a influência da profundidade de perfuração na força do implante e na análise da tensão/deformação do osso do maxilar. É construído um sistema de planeamento pré-operatório assistido por computador e de navegação cirúrgica em implantologia dentária[32].

É composto por dois subsistemas principais: planeamento pré-operatório e navegação cirúrgica. No subsistema de planeamento pré-operatório, são fornecidos diferentes tipos de vistas aos cirurgiões com base em dados de TAC digitalizados para um doente específico. E o subsistema de navegação cirúrgica utiliza uma câmara de navegação baseada em luz infravermelha para localizar a posição exacta do instrumento cirúrgico. Os dois subsistemas combinam-se para formar um sistema tudo-em-um ligado sem descontinuidades para cirurgia implantológica dentária[30].

A profundidade e a orientação da perfuração serão seguidas no mesmo espaço de coordenadas, o que garantirá a precisão da correspondência entre a posição planeada pré-operatória e a posição navegada em tempo real. As experiências no estudo do fantoma demonstram que os erros médios da profundidade e do ângulo são de 0,772 mm e 0,554°, respetivamente. O sistema de cirurgia de implantes construído pela Universidade de Duesseldorf é apresentado na Figura 6. O sistema inclui um braço robótico, sensores de ângulo, sensores de binário, um potenciómetro de precisão, o eixo do condutor e mini-implantes no osso. Este sistema é utilizado para analisar o impacto do ângulo de inserção, da profundidade de inserção e do diâmetro da pré-perfuração no torque do implante e na estabilidade primária dos mini-implantes.

Os resultados experimentais mostram que o valor de binário de inserção mais elevado se situa em ângulos entre 60° e 70° (63,8° para Dual-Top 1,6 mm e 66,7° para Dual-Top 2,0 mm). Profundidades de inserção mais elevadas resultam em binários de inserção mais elevados e, consequentemente, em estabilidade primária. Diâmetros de pré-perfuração maiores resultam em binários de inserção mais baixos. Ângulos de inserção muito oblíquos (30°) resultam numa estabilidade primária reduzida. O diâmetro do implante tem um grande impacto no torque de inserção e, consequentemente, na estabilidade primária dos mini-implantes ortodônticos. Se o espaço disponível entre duas raízes adjacentes for pequeno, uma direção de inserção mais oblíqua parece ser favorável para minimizar o risco de contacto com a raiz[30].

Binários de inserção muito elevados podem conduzir a taxas de insucesso mais elevadas causadas por compressão óssea excessiva; assim, a relação adequada entre o implante e o diâmetro da pré-perfuração é crucial. O manipulador cooperativo humano-robô para cirurgia de implantologia dentária, apresentado na Figura 5, foi concebido pela Universidade de Chosun. Este manipulador com três graus de liberdade inclui a parte de inserção e a parte de angulação. A parte de inserção é utilizada para ajustar a profundidade de inserção e a parte de angulação, que inclui a fase de translação e a fase de rotação, é utilizada para ajustar o ângulo de inserção.

O mecanismo de paralelogramo duplo na parte de angulação pode melhorar a segurança e a fiabilidade da cirurgia de implantologia. É estudada a investigação relacionada com a análise cinemática e dinâmica e a simulação de movimentos tridimensionais deste manipulador utilizando OpenGL e LabVIEW.

Manipulador cooperativo humano-robô para cirurgia de implantologia dentária:

O sistema de navegação de implantes dentários assistido por um robot é construído pela Universidade Mahidol e pela Agência Nacional de Desenvolvimento Científico e Tecnológico. A geração do percurso de rastreio dos instrumentos cirúrgicos é estabelecida utilizando o método de rastreio ótico por marcador cirúrgico de infravermelhos e câmara estéreo.

O sistema intra-operatório mostra a relação de posição entre a trajetória de rastreio e os instrumentos cirúrgicos e a relação entre a ponta da ferramenta do instrumento e a trajetória de rastreio da imagem da TAC e da câmara estéreo. A posição de inserção, o ângulo e a profundidade podem ser calculados por transformação homogénea. É efectuada uma experimentação virtual.

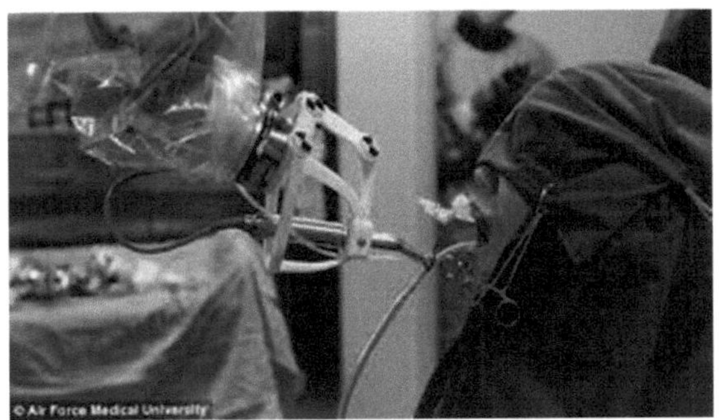

FIGURA 11 CIRURGIA DE IMPLANTES

O teste é efectuado controlando os instrumentos para seguir a trajetória simulada. Os resultados mostram que a ferramenta do instrumento e o digitalizador estão na trajetória indicada no ecrã. A Old Dominion University construiu um sistema robótico guiado por imagens para implantes dentários automatizados, ilustrado na Figura 13. Os modelos 3D específicos do doente são reconstruídos a partir de imagens de TC de feixe cónico pré-operatórias e o planeamento da implantação é efectuado com estes modelos virtuais.

É aplicado um procedimento de registo em duas fases para transformar o plano pré-operatório da inserção do implante em operações intra-operatórias do robô com a ajuda de uma máquina de medição por coordenadas (CMM). Uma máquina de medição por coordenadas é introduzida no nosso sistema, actuando como sistema de coordenadas de referência, para evitar o contacto direto entre o robô e o doente durante a fase de preparação, garantindo assim a segurança do doente. As experiências em fantamas mostram que a conceção do sistema é viável e proporciona um erro de registo do alvo de 1,42 ± 0,70 mm. Um sistema robótico guiado por imagem para implantação dentária automatizada construído pela Old Dominion.

ROBÓTICA EM CIRURGIA ORAL E MAXILOFACIAL

Na última década, a cirurgia e a robótica atingiram uma maturidade que permitiu a sua assimilação segura para criar um novo tipo de sala de operações no domínio da medicina. Este novo ambiente inclui robôs para cirurgia local e telecirurgia, telecomunicações audiovisuais para telemedicina e teleconsulta, sistemas robóticos com imagiologia integrada para cirurgia melhorada por computador e simuladores de realidade virtual (RV) melhorados com feedback háptico, para treino cirúrgico. [23]

De acordo com Satava, "a sala de operações do futuro será uma mistura sofisticada de sistemas de imagem estéreo, micro robôs, manipuladores robóticos, estações de trabalho de realidade virtual/telepresença e cirurgia integrada por computador".[22] Foi desenvolvido um sistema de robô cirúrgico para cirurgia maxilofacial. Com este sistema, o cirurgião programa interactivamente o robô durante a cirurgia, após o que o robô executa as tarefas pré-programadas.25 Instalação de implantes equipados com sensores O implante dentário é um tratamento cirúrgico de substituição da raiz do dente, que é o mais frequentemente utilizado na odontologia protética.

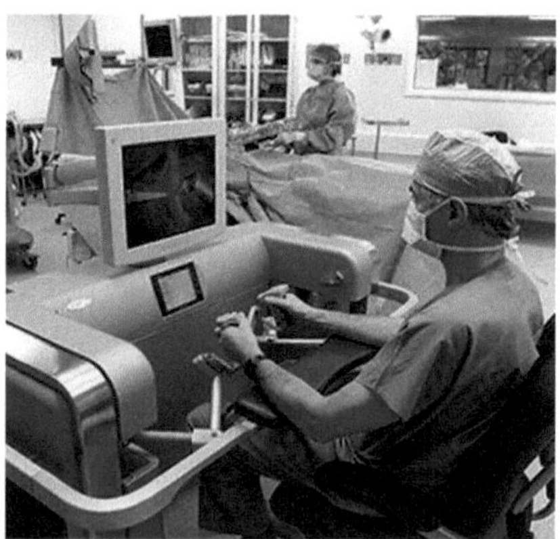

FIGURA 12 UNIDADE DE CIRURGIA ROBÓTICA

O atual sistema guiado mecanicamente ou sistema guiado por broca de modelo é uma tecnologia antiga para a orientação de implantes dentários. É obtido através do enceramento da impressão dos dentes do paciente e, em seguida, tem de transferir o planeamento interativo dos implantes da visualização 2D e 3D para o modelo na realidade.[19] As desvantagens deste método são a falta de controlo interativo durante a operação do implante, bem como o elevado custo da intervenção do modelo guiado por perfuração.[17]

Atualmente, foi desenvolvido um novo sistema de cirurgia assistida por computador (CAS) para aplicação em implantologia oral (figura 12). Inclui procedimentos pré-operatórios e intra-operatórios. A cirurgia pré-operatória consiste na utilização de vistas 3D fornecidas para melhorar as imagens em bruto obtidas do doente antes da operação. A técnica consiste em representar uma região alvo e um trajeto associado a órgãos relativos a partir de dados de TC. Isto ajuda os dentistas a familiarizarem-se antecipadamente com a anatomia do doente.(21)

Passando à fase intra-operatória, o apoio intra-operatório pode ser utilizado durante o procedimento cirúrgico real, tanto para fins de navegação como de ajuda à decisão. Fornece uma orientação tridimensional (3D) da posição e da trajetória do instrumento cirúrgico, visualizada num monitor em tempo real, com base nos dados de imagiologia 3D do doente. Os conjuntos de emissores de marcadores cirúrgicos baseados em infravermelhos (IR) são concebidos em diferentes padrões para seguir o movimento dos instrumentos cirúrgicos e a posição do doente. Uma vez que os objectos na sala de operações, exceto os marcadores cirúrgicos, se tornam invisíveis, esta é a principal vantagem do marcador baseado em infravermelhos(17).

CIRURGIAS ROBÓTICAS TRANS-ORAIS:

A hipótese é que as vantagens técnicas e ópticas tridimensionais da cirurgia robótica podem ser aplicadas à cirurgia clássica aberta ou radical da cabeça e do pescoço, tendo sido desenvolvido e estabelecido um novo procedimento de cirurgia robótica transoral (TORS) em modelos experimentais pré-clínicos. Trabalhos anteriores estabeleceram a viabilidade de posicionar tanto o paciente cadáver como os braços robóticos para obter acesso à cavidade oral, à supraglote e à glote e introduziram conceitos muito básicos sobre o controlo da hemorragia ativa.[27]

Na cirurgia da cabeça e do pescoço, os protocolos de preservação de órgãos e a microcirurgia laser transoral lançaram as bases para o recente desenvolvimento da cirurgia robótica transoral (TORS), que utiliza o robô cirúrgico da Vinci para abordar oralmente a garganta, em vez das tradicionais incisões cervicais em espaços fechados do pescoço.[1]

A técnica foi desenvolvida na Universidade da Pensilvânia, inicialmente através da demonstração de um amplo acesso à laringofaringe utilizando retractores bucais e realizando procedimentos num modelo canino.[1] Em 2006, descreveram a sua aplicação em doentes humanos para a ressecção de carcinoma espinocelular da orofaringe (OPSCC).[3] A FDA aprovou a utilização da TORS em dezembro de 2009 para a ressecção de tumores selecionados da cabeça e do pescoço.

Em dezembro de 2010, o Dr. Kevin Fung e o Dr. Anthony Nichols do Departamento de Otorrinolaringologia - Cirurgia de Cabeça e Pescoço da Universidade de Western Ontario (UWO) realizaram o primeiro procedimento TORS no Canadá: uma laringectomia supraglótica TORS.

As outras opções para o doente eram a laringectomia supraglótica aberta com dissecções bilaterais do pescoço ou radioterapia completa durante 7 semanas (70 Gy). Com a TORS, o doente conseguiu evitar a traqueotomia temporária e a alimentação por sonda nasogástrica (NG) ou, com margens e nódulos negativos, evitou completamente a radioterapia pós-operatória. Este caso realça algumas das vantagens da TORS para o tratamento do cancro da cabeça e do pescoço, que serão discutidas mais adiante, juntamente com os pormenores do procedimento e as direcções futuras.

ROSA:

Trata-se de um novo sistema de orientação intra-operatória assistido por computador para cirurgia de implantes. Para o planeamento e a cirurgia de implantes com o sistema robótico Rosy (FIGURA 15), são necessários cinco processos de trabalho diferentes. O planeamento pré-protético consiste na preparação de um modelo direto com a ajuda de resina radiopaca no conjunto do molde pré-operatório.

Este modelo é experimentado na boca do doente. O molde com a maquete é colocado na placa de suporte inferior do Rosy e é colocado um ponteiro na placa de suporte superior que marca o local de entrada do implante e a angulação planeados. Utilizando os motores de seis passos, a placa de suporte inferior pode ser ajustada em todos os seis graus de liberdade espacial. A posição do implante pode ser determinada apontando
o ponto de entrada planeado do implante na superfície do gesso. Posteriormente, o modelo é colocado no gesso e a orientação do implante é ajustada, se necessário, de modo a que a construção do pilar fique localizada dentro do contorno da coroa. Finalmente, o ponteiro é trocado por uma broca e os orifícios necessários são efectuados no modelo. Os tubos de titânio pré-fabricados são fixados nestes orifícios, de modo a que a sua direção seja claramente visível na radiografia subsequente[16].

A posição do implante é corrigida com a ajuda do software Osirix. Estes tubos são removidos da férula, os orifícios são fechados com uma resina transparente de polimerização a frio e a férula é reforçada na zona cervical.

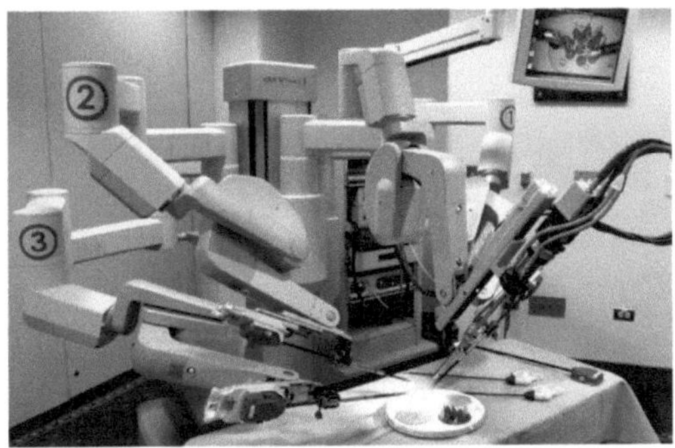

FIGURA 13 ROSY

Em seguida, o molde com a matriz é colocado no Rosy e os motores deslocam-se automaticamente para a posição guardada durante o planeamento inicial do implante. Os valores de correção do Osirix são agora introduzidos no Rosy. O molde é assim deslocado e rodado de acordo com os valores de correção e a posição corrigida é obtida em relação à posição originalmente planeada. A férula é agora colocada na boca do paciente. Os cabos da broca podem ser inseridos diretamente nos orifícios da férula; a orientação é tão precisa que não é necessária a utilização de casquilhos metálicos.

ROBÓTICA EM ORTODONTIA

Robô de dobragem de arame:

Werner Butscher apresenta um aparelho robótico de dobragem para dobrar automaticamente fios de arcos ortodônticos numa forma específica. O aparelho de dobragem é conhecido como robô de dobragem de arcos SureSmile. O aparelho de dobragem é composto por um robot montado numa base ou numa superfície de suporte de mesa. Uma primeira ferramenta de preensão tem uma estrutura para segurar o fio do arco ou outro dispositivo médico e pode ser fixada em relação à base ou incorporada num braço móvel (figura 14).

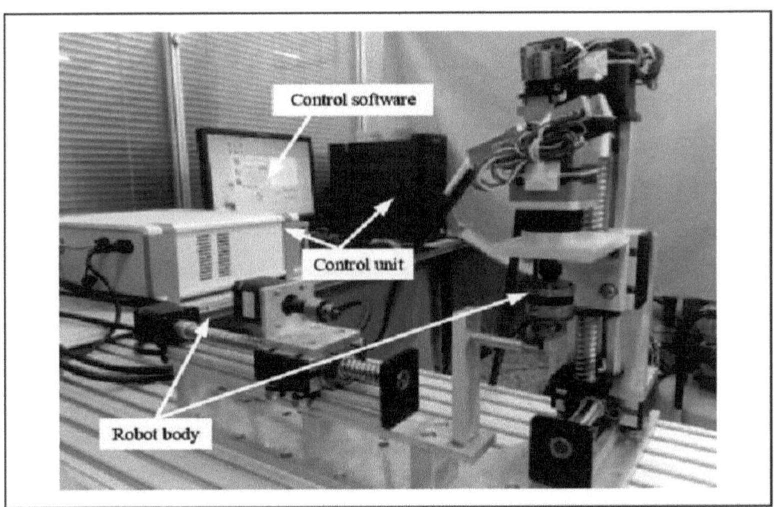

FIGURA 14 ROBOT DE DOBRAGEM DE ARAME EM ARCO

A segunda ferramenta de preensão é montada na extremidade de um braço robótico móvel de seis eixos com uma porção proximal também montada na base e uma extremidade distal que se pode mover relativamente à ferramenta de preensão fixa em três eixos de translação e três eixos de rotação. Preferencialmente, as ferramentas de preensão incorporam sensores de força que são utilizados para determinar as dobras excessivas necessárias para obter a forma final desejada do fio e podem também incluir um sistema de aquecimento resistivo no qual a corrente flui através do fio enquanto este é mantido numa condição dobrada para aquecer o fio e assim manter a forma dobrada do fio.

SURESMILE

Trata-se de um sistema totalmente digital que utiliza novas técnicas informáticas e de imagem tridimensional para diagnóstico e planeamento do tratamento e utiliza a robótica para personalizar os aparelhos ortodônticos fixos.108 O tratamento pode ser simulado antecipadamente e podem ser visualizadas diferentes estratégias de tratamento, o que permite um planeamento detalhado do tratamento. A aplicação do CAD/CAM tem como objetivo melhorar a reprodutibilidade, a eficiência e a qualidade do tratamento ortodôntico. Gilbert criou uma ferramenta de fabrico e desenho de arcos linguais (LAMDA) para o desenho preciso e rápido e para a dobragem de arcos ortodônticos, como mostra a Figura 15.

Este sistema só pode realizar o movimento no plano XY. Por isso, não pode dobrar o fio em circuito fechado. Robô de dobragem de arcos com base no MOTOMAN UP6 O robô de dobragem de arcos é composto por PC, MOTOMAN UP6 e o atuador de dobragem de arcos. O atuador é compatível com a extremidade do robô MOTOMAN. O atuador de dobragem do arco, que se liga à extremidade do robô MOTOMAN, é utilizado para fixar e dobrar o arco. Estrutura do software de controlo do robô de dobragem de arcos baseado no MOTOMAN UP6. O processo de dobragem, a posição do ponto de dobragem e a otimização do ângulo do fio, a cinemática deste robô e as propriedades de dobragem de quatro tipos de fios de arco são analisados e simulados.

O mecanismo do robô de dobragem do fio ortodôntico é composto pela base, a estrutura rotativa, de alimentação e de suporte do fio ortodôntico, a matriz de dobragem e o mecanismo de dobragem do fio ortodôntico. O processo de dobragem do fio ortodôntico é analisado e a estrutura do robô de dobragem do fio ortodôntico é concebida utilizando o software Solidworks. É estabelecido um controlo de precisão com um perfil S acc/dec puro de terceira ordem do robô de dobragem de arcos.

A experiência de dobragem de fios ortodônticos é efectuada com um robô de dobragem de fios do tipo cartesiano e mostra o fio ortodôntico fabricado pelo sistema de robô de dobragem de fios.

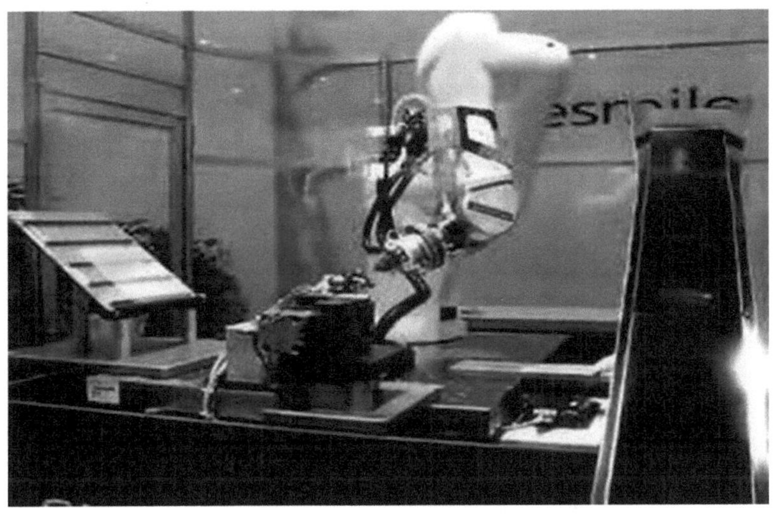

FIGURA 15 SURESMILE

MICRO ROBÔ ENDODÔNTICO

Os robôs são pequenas entidades introduzidas no domínio da medicina e da medicina dentária para aumentar a precisão, a qualidade e a segurança de vários procedimentos. A MICROROBÓTICA é um domínio que está a receber muita atenção atualmente. Os termos micro robôs ou micro robótica estão relacionados com robôs capazes de manipular objectos e realizar operações na gama dos micrómetros.[3]

Durante a preparação do canal radicular, podem ocorrer incidentes endodônticos como perfuração, perfuração do canal, transporte e descolamento do forame apical, instrumentação excessiva para além do ápice, preparação inadequada ou incorrecta do canal e separação de instrumentos. Para reduzir o potencial de erro humano e melhorar a qualidade do tratamento endodôntico, é necessário desenvolver uma inovação tecnológica endodôntica avançada através da aplicação de engenharia avançada e de tecnologia assistida por computador. O projeto de Desenvolvimento de Tecnologia Endodôntica Avançada consiste em quatro temas:

Esta máquina controlada por computador será montada em vários dentes dentro da boca do doente. Com monitorização em linha e controlo inteligente, a micro-máquina ou robô executará a perfuração, a limpeza e a obturação automatizadas do canal radicular. Todos os outros resultados do subprojecto serão incorporados nesta operação robótica. O tratamento endodôntico é o tratamento mais comum dos dentes infectados. Envolve três fases:

- PREPARAÇÃO DO ACESSO

- PREPARAÇÃO OU LIMPEZA E MODELAÇÃO DO CANAL RADICULAR

- OBTURAÇÃO

A preparação do canal radicular é um processo mecânico que é efectuado com limas e alargadores manuais, juntamente com brocas ou ferramentas de diferentes designs que estão ligadas a motores rotativos de diferentes velocidades. O princípio deste procedimento é semelhante ao processo de perfuração/alargamento utilizado na indústria de maquinagem.

A indústria de maquinagem passou da operação manual para o Controlo Numérico Computadorizado (CNC). A qualidade e a precisão de um dispositivo produzido são controladas por um programa de computador numa máquina automática de precisão. Da mesma forma, a fiabilidade do tratamento endodôntico pode ser grandemente melhorada[3]

O projeto de Desenvolvimento de Tecnologia Endodôntica Avançada foi proposto pelo Dr. Hong Seok, professor da Universidade de Columbia, nos Estados Unidos. Este projeto foi introduzido com o objetivo de desenvolver um sistema de tratamento assistido por computador e um robô inteligente em miniatura (figura 16) que pode realizar o tratamento endodôntico automaticamente. É composto por cinco subtemas.

(1) Desenvolvimento de uma técnica para avaliar minuciosamente o estado do dente utilizando imagens de raios X bidimensionais para construir um modelo dentário 3-D em computador

(2) Desenvolvimento de um sistema de prescrição automática a partir do modelo 3-D do canal radicular, utilizando o planeamento de procedimentos de tratamento assistido por computador

(3) Conceção e construção de uma micro-máquina de precisão inteligente, não destrutiva e polivalente para efetuar perfurações e obturações automatizadas de canais radiculares.

(4) Desenvolvimento de uma nova ferramenta de limpeza por ultra-sons com assistência à pressão

(5) Desenvolvimento de novos materiais de obturação de canais radiculares.

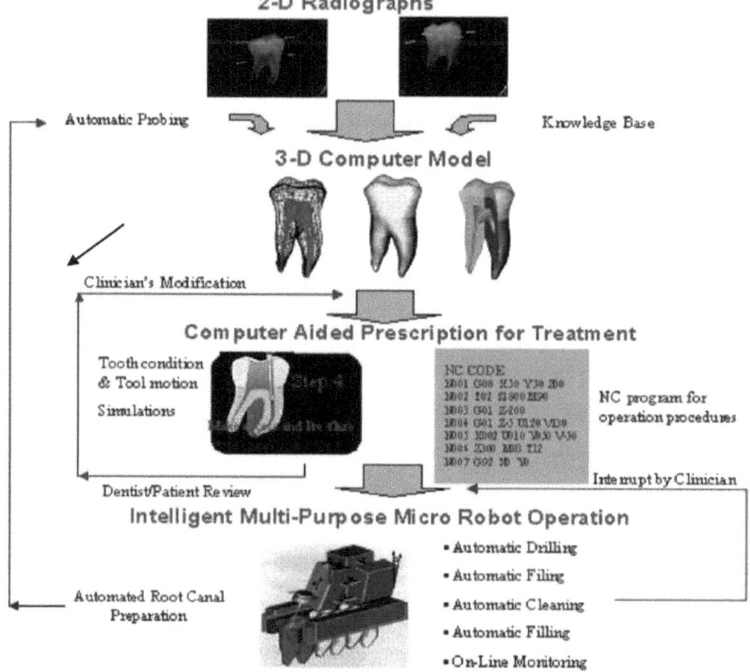

FIGURA 16 ENDOMICROMOTOR E PEÇAS

Esta máquina será montada em vários dentes dentro da boca do paciente. Com monitorização em linha e controlo inteligente, a micro-máquina ou robô executará automaticamente todos os passos do tratamento de canal com objectivos específicos, tais como

1)Reduzir a dependência das competências do dentista

2) Minimizar o erro humano

3) Fornecer um diagnóstico e tratamento exactos.

Modelação computorizada 3-D de canais radiculares

No tratamento endodôntico convencional, é efectuada uma preparação destrutiva da cavidade de acesso, removendo grande parte da dentina peri-cervical, o que compromete a integridade estrutural da estrutura dentária. A modelação computorizada 3-D dos canais radiculares é uma avaliação não destrutiva da anatomia interna dos dentes. Neste caso, uma técnica menos invasiva e um programa de computador são desenvolvidos para avaliar a geometria interna do dente através da construção de modelos de 3 dentes a partir de radiografias 2-D. Este modelo revela as dimensões e a geometria do canal radicular e mostra a localização do orifício do canal e a curvatura do canal em gráficos computorizados 3-D, evitando assim a preparação destrutiva do acesso.

O processo de tratamento assistido por computador consiste na prescrição assistida por computador de procedimentos de tratamento semelhantes a funções como os programas CAD/CAM na indústria de maquinaria. Neste processo, o desenho assistido por computador gera códigos NC (códigos G e códigos M) ou um programa de controlo numérico padrão que determina os percursos das ferramentas e os parâmetros de corte para o tratamento automatizado do canal radicular. A integração deste programa de auto-prescrição no micro robô planeará a sequência das operações utilizando uma variedade de ferramentas e parâmetros de controlo precisos com perfuração inteligente para completar a preparação do canal radicular. O dentista pode rever a preparação do acesso e a perfuração do canal, avaliando a geometria apresentada do modelo 3-D do dente durante o tratamento[3]

Micro sensores, actuadores e sistemas de controlo

Esta conceção de máquina também incorpora sensores para monitorização inteligente de
o processo de tratamento. Devido às caraterísticas compactas dos sensores, estes podem ser fabricados utilizando um método de micro-máquina de superfície para

produzir bolachas de silício-sobre-isolador (SOI), que serão incorporadas no micro-robô.

Movimento do micro robô

Para proporcionar um posicionamento preciso da ferramenta, com uma orientação angular correta, uma máquina básica ideal deve ter cinco graus de liberdade para controlar os seguintes eixos, como ilustrado na figura 17.

1) Eixo X, ao longo da fila de dentes, com curso de 5 mm

2) Eixo Y, ao longo da fila de dentes, com um curso de 4 mm

3) Eixo Z, a direção de avanço da ferramenta, perpendicular à superfície oclusal do dente, com um curso mínimo de 15 mm para uma ferramenta mais curta e de 28 mm para uma ferramenta mais longa

4) Ângulo de entrada da ferramenta de ± 12° no plano X-Z

5) Ângulo de entrada da ferramenta de ± 12° no plano YZ.

Em resumo, o micro robô tem movimento linear nas direcções X, Y e Z e movimento de rotação nas direcções θ x e θ y. Os ângulos de inclinação θ x, θ y são controlados por actuadores lineares adicionais X' e Y'. Existe um outro movimento de rotação para o fuso ω z. Os cinco eixos (cinco graus de liberdade) e o ligar/desligar do fuso da ferramenta podem ser controlados por seis microactuadores. Cada atuador é controlado de forma independente por um controlador NC digital. O controlador NC deve reagir ao sinal do sensor rapidamente, tipicamente em poucos milissegundos.

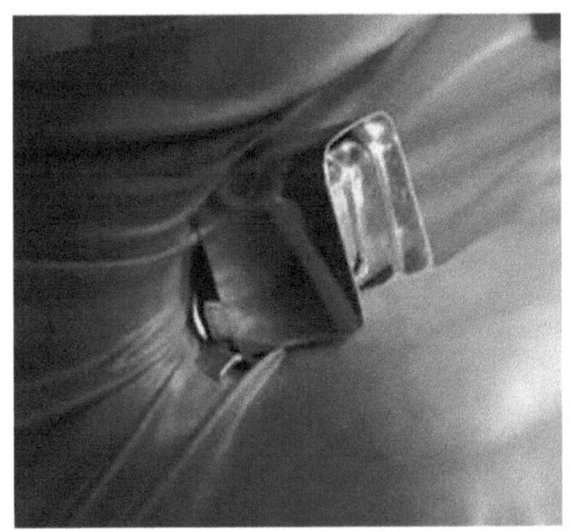

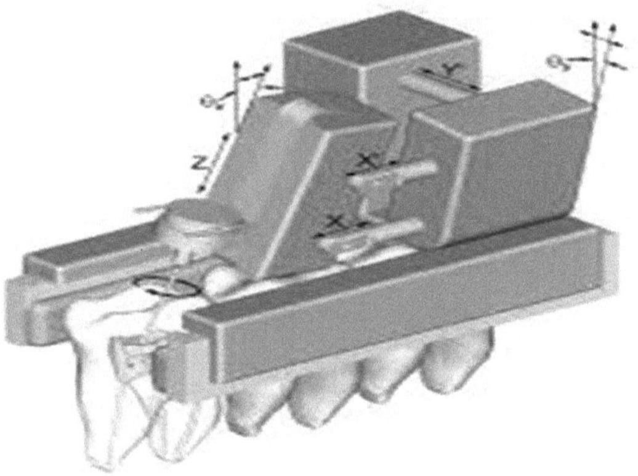

Figura 17 Endomicrorobot

Esta máquina pode conter vários instrumentos endodônticos e dispositivos auxiliares. Com uma abordagem de troca rápida de instrumentos, utilizando um desenho de cartucho, podem ser pré-montados diferentes instrumentos numa pequena unidade modular, que pode ser inserida num adaptador deslizante no eixo Z. As funções auxiliares da máquina incluem um bocal de irrigação para limpeza, uma ventosa de vácuo para remoção de aparas e de fluidos residuais, e/ou fibras ópticas para iluminação, imagem e observação. Embora o clínico disponha de um controlo remoto manual, o objetivo final de uma máquina zero é um funcionamento totalmente automático com planeamento e controlo do procedimento de tratamento assistido por computador.

operação com defeito.

49

Será fornecido um sistema de interface para que o médico possa interagir com o controlo da máquina. As dimensões do equipamento devem ser de 20x20x28 mm, o que é suficientemente compacto para caber na boca do doente e assentar nos dentes entre os seus dois maxilares.

A máquina deve ser capaz de fornecer um mínimo de 500gm (4,9 Newtons) ou mais de força de impulso necessária para a penetração da ferramenta na coroa e na dentina. Consiste numa máquina com uma base em forma de sela. É montada sobre um par de suportes de referência e sobre os dentes. Antes de tirar as radiografias e montar esta máquina, são utilizados os brackets em tamanhos variados que se ajustam aos dentes do paciente[3] .

Utilizando os dentes vizinhos como suporte, deve ser pré-fixado firmemente no dente a ser tratado. O par de brackets fornece três pontos de referência radiopacos para o registo do aparelho, estabelecendo assim um sistema de coordenação. Quando a máquina estiver assente no suporte de referência, é suficientemente rígida para que o doente possa mordê-la e a base da máquina não terá qualquer movimento em relação aos dentes do doente, independentemente dos movimentos da cabeça ou do maxilar do doente.

De acordo com o comunicado de imprensa da IADR, o micro robô endodôntico oferece as seguintes vantagens

1) Proporciona um tratamento eficaz com benefícios diretos para o paciente

2) Evita que o dentista tenha de se inclinar, o que pode levar a oportunidades de emprego para dentistas com   deficiências espinais   ,

3) A transmissão de doenças entre o dentista e o paciente pode ser evitada

4) Útil na prestação de cuidados dentários em países em guerra ou com problemas económicos.

O desenvolvimento do micro robô endodôntico irá alterar a forma tradicional de tratamento dos canais radiculares para um procedimento de tratamento mais preciso, mais rápido e mais automatizado, controlado por computador, com inúmeras vantagens. No entanto, é muito dispendioso e ainda é necessária mais investigação relativamente ao seu fabrico e aplicações clínicas .[3]

NANOROBÓTICA

Uma revolução empolgante nos cuidados de saúde e na tecnologia médica está a surgir no horizonte. No entanto, os agentes da mudança serão microscopicamente pequenos, futuros produtos de uma nova disciplina conhecida como nanotecnologia. A nanotecnologia é a engenharia de estruturas de precisão molecular, normalmente de 0,1 mm ou menos, e, em última análise, de máquinas moleculares. A nanotecnologia consiste principalmente no processamento, separação, consolidação e deformação de materiais por um átomo ou molécula. Desde a sua origem, a definição de nanotecnologia foi geralmente alargada de modo a incluir elementos com dimensões até 100 nm. Nano em grego significa "anão", que se combina com um substantivo para formar palavras como nanómetro, nanotecnologia e nanorrobô. A nanotecnologia, que é conseguida através da manipulação da matéria ao nível atómico, é medida em nanómetros, aproximadamente o tamanho de dois ou três átomos[13].

Existe muita controvérsia relativamente à história da nanotecnologia. Embora alguns investigadores acreditem que se trata de uma forma de evolução científica que só se desenvolveu no final da década de 1980, há indícios de que a nanotecnologia remonta a 1959. Outros acreditam que os seres humanos empregam inconscientemente métodos nanotecnológicos há milhares de anos, talvez até há mais tempo. No entanto, a nanotecnologia ainda é recente, proporcionando uma nova arena para a investigação científica[13]

O prefixo "nano" deriva da palavra grega para "anão". Um nanómetro (nm) é igual à bilionésima parte de um metro, ou seja, aproximadamente a largura de 6 átomos de carbono ou 10 moléculas de água. Um cabelo humano tem cerca de 80 000 nm de largura e um glóbulo vermelho tem cerca de 7000 nm de largura. Os átomos são mais pequenos do que 1 nm, enquanto muitas moléculas, incluindo algumas proteínas, variam entre 1 nm e mais. O termo "nanotecnologia" foi cunhado pelo Prof. Kerie E. Drexler, um professor e investigador de nanotecnologia. "Nano" deriva da palavra grega para "anão". A nanotecnologia é a ciência da manipulação da matéria medida no manómetro, com a dimensão aproximada de 2 ou 3 átomos[14].

A ideia básica da nanotecnologia, utilizada no sentido restrito do termo, consiste em utilizar átomos e moléculas individuais para construir estruturas funcionais. Já em 1959, o físico Richard P. Feynman, galardoado com o Prémio Nobel, especulava sobre o potencial dos dispositivos nanométricos. Na sua conferência histórica de 1959, concluiu dizendo: "trata-se de um desenvolvimento que penso que não pode ser evitado". Uma das primeiras menções aos conceitos distintivos da nanotecnologia (mas anterior à utilização desse nome) foi feita em 1867[14].

Nessa altura, James Clerk Maxwell propôs, como experiência de pensamento, uma entidade minúscula conhecida como Demónio de Maxwell que era capaz de lidar com moléculas individuais. As primeiras observações e medições de tamanho de nanopartículas foram efectuadas durante a primeira década do século XX por (Zsigmondy, 1914).

O termo "nanotecnologia" só foi utilizado em 1974, quando Norio Taniguchi, um investigador da Universidade de Tóquio, o utilizou para se referir à capacidade de criar materiais com precisão ao nível nanométrico. Nessa altura, a principal força motriz da miniaturização provinha da indústria eletrónica, que pretendia desenvolver ferramentas para criar dispositivos electrónicos mais pequenos e, por conseguinte, mais rápidos e mais complexos em chips de silício. Além disso, no início da década de 1970, a IBM, nos Estados Unidos, utilizou uma técnica denominada litografia por feixe de electrões para criar nanoestruturas e dispositivos tão pequenos como 40 a 70 nm[14].

Nanorrobôs:

Os investigadores previram que a gestão eficaz e de alta tecnologia ao nível microscópico, denominada nanotecnologia, se tornará uma parte importante da saúde dentária e periodontal no futuro. Richard Feynman, numa reunião da Sociedade Americana de Física em 1959, foi recebido com especulação quando proferiu a palestra "There's Plenty of Room at the Bottom".

Há quatro décadas, a manipulação de átomos e moléculas individuais parecia ilusória; no entanto, ele previu que chegaria inevitavelmente o momento em que a manipulação atomicamente precisa da matéria seria possível. Devido ao interesse crescente no futuro das aplicações dentárias da nanotecnologia, está a surgir um novo campo chamado nanodontologia.115 As novas oportunidades de tratamento em medicina dentária incluem a anestesia local, a renaturalização da dentição, a cura permanente da hipersensibilidade, o realinhamento ortodôntico completo durante um único consultório
e manutenção contínua da saúde oral com a ajuda de dentifrobots mecânicos que destroem as bactérias causadoras de cáries e até reparam as manchas nos dentes onde a cárie se instalou (Rybachuk et al., 2009). [16]

A nanomedicina é a aplicação da nanotecnologia à medicina. É a preservação e a melhoria da saúde humana, utilizando ferramentas moleculares e conhecimentos moleculares do corpo humano. Atualmente, a nanomedicina explora nanopartículas cuidadosamente estruturadas, como dendrímeros, fulerenos de carbono (buckyballs) e nano-conchas, para atingir tecidos e órgãos específicos.

Estas nanopartículas podem servir como agentes antivirais, antitumorais ou anticancerígenos para diagnóstico e terapêutica. Mas, à medida que esta tecnologia amadurece nos próximos anos, serão fabricados nanodispositivos complexos e mesmo nanorrobôs, primeiro a partir de materiais biológicos e, mais tarde, utilizando materiais mais duráveis, como o diamante, para obter os resultados mais potentes [16].

A nanomedicina pode ser definida como a monitorização, reparação, construção e controlo de sistemas biológicos humanos a nível molecular, utilizando nanodispositivos e nanoestruturas artificiais.
A nanotecnologia simboliza o controlo económico da estrutura da matéria

baseados no controlo molécula a molécula dos produtos e subprodutos; os produtos e processos de fabrico molecular, incluindo a maquinaria molecular. Os nanorrobôs dentários podem utilizar mecanismos de motilidade específicos para penetrar nos tecidos humanos com precisão de navegação, adquirir energia e detetar e manipular o ambiente que os rodeia em tempo real[17].

Um nano-computador integrado que executa instruções pré-programadas em resposta a estímulos de sensores locais poderia ser utilizado para controlar as funções dos nanorrobôs. Além disso, o dentista poderia emitir ordens estratégicas diretamente para os nanorrobôs in vivo através de sinais acústicos. As perspectivas dentárias para os nanorrobôs identificadas por investigadores anteriores incluíram a combinação de elementos atómicos para construir nanopartículas e a criação de objectos mecânicos à nanoescala[9].

Nanorrobôs e sua segurança:

Os nanorrobôs não pirogénicos utilizados in vivo são o teflon a granel, o pó de carbono e a safira monocristalina. Os nanorrobôs pirogénicos são a alumina, a sílica e oligoelementos como o cobre e o zinco. A via pirogénica é controlada por nanorrobôs médicos in vivo. Os nanorrobôs podem libertar inibidores, antagonistas ou desreguladores da via pirogénica de uma forma orientada para absorver seletivamente os pirogénios endógenos, modificá-los quimicamente e, em seguida, libertá-los de novo no organismo sob uma forma inofensiva e inactivada. As tecnologias emergentes e as novas informações à escala nanométrica têm o potencial de transformar a prática dentária, fazendo avançar todos os aspectos do diagnóstico dentário, da terapêutica e da medicina dentária cosmética para um novo paradigma de cuidados de última geração para os doentes, para além dos métodos e procedimentos tradicionais de cuidados orais[12].

Uma das principais mudanças é a aplicação de novas ferramentas de investigação que alteraram a escala da investigação dentária. A nanotecnologia permite uma nova compreensão e manipulação destes processos biológicos e materiais ao nível da nanoescala (1-100 nm). Com base nas suas capacidades e resolução únicas, a ciência à nanoescala sonda as superfícies utilizando forças, resoluções de deslocamento e concentrações nas escalas de piconewton, nanómetro e picomolar, respetivamente.

Aplicação da nanotecnologia no diagnóstico e tratamento

Nanodiagnóstico :

utilizados para a identificação precoce de doenças a nível celular e molecular. A nanomedicina poderia aumentar a eficiência e a fiabilidade dos diagnósticos in vitro, através da utilização de nanodispositivos selectivos para recolher amostras de fluidos ou tecidos humanos e para efetuar múltiplas análises a nível subcelular. Numa perspetiva in vivo, os nanodispositivos podem ser inseridos no corpo para identificar a presença precoce de uma doença ou para identificar e quantificar moléculas tóxicas, células tumorais, etc.

Diagnóstico e tratamento do cancro oral:

A saliva é utilizada como um meio de diagnóstico barato e obtido de forma não invasiva que contém marcadores proteómicos e genómicos para a identificação molecular de doenças. O exossoma, uma vesícula secretora ligada à membrana, é um desses marcadores cujo nível é elevado em casos de malignidade.

Este marcador foi estudado através da microscopia de força atómica, que utiliza nanopartículas. O sistema nanoelectromecânico, o teste do nanosensor de fluido oral e o nanobiossensor ótico podem também ser utilizados para diagnosticar o cancro oral. As nano-conchas, que são esferas minúsculas, são instrumentos específicos na terapêutica do cancro. As nanoesferas têm uma camada metálica exterior que destrói seletivamente as células cancerosas, deixando intactas as células normais. A braquiterapia é uma forma avançada de tratamento do cancro. Ainda em fase de experimentação estão as fontes radioactivas revestidas de nanopartículas, colocadas perto ou dentro do tumor para o destruir. Outras utilizações dos nanovectores incluem a administração de medicamentos através da barreira hemato-encefálica no tratamento das doenças de Alzheimer e de Parkinson [23].

Aplicações em medicina dentária clínica

Nanoanestesia

Na era da nanodentística, será instilada na gengiva do paciente uma suspensão coloidal contendo milhões de robôs dentários micronizados analgésicos activos. Depois de entrarem em contacto com a superfície da coroa ou da mucosa, os nanorrobôs ambulantes chegam à polpa através do sulco gengival, da lâmina própria e dos túbulos dentinários. Uma vez instalados na polpa, os robots dentários analgésicos podem ser comandados pelo dentista para eliminar toda a sensibilidade num determinado dente que necessite de tratamento. Depois de concluídos os procedimentos orais, o dentista ordena aos nanorrobôs que restaurem toda a sensibilidade, que abandonem o controlo do tráfego nervoso e que saiam do dente por vias semelhantes às utilizadas para a entrada[24].

Quando a nanotecnologia ou os nanorrobôs são utilizados para induzir a anestesia, a gengiva do paciente é instilada com uma suspensão coloidal que contém milhões de robôs dentários activos, analgésicos e de dimensão micrométrica que respondem às informações fornecidas pelo dentista. Os nanorobôs em contacto com a superfície da coroa ou da mucosa podem chegar à polpa através do sulco gengival, da lâmina própria ou dos túbulos dentinários. Uma vez na polpa, desligam todas as sensações, estabelecendo o controlo sobre o tráfego de impulsos nervosos em qualquer dente que necessite de tratamento.

Após a conclusão do tratamento, restauram esta sensação, proporcionando assim ao paciente um conforto sem ansiedade e sem agulhas. A anestesia é de ação rápida e reversível, sem efeitos secundários ou complicações associadas à sua utilização [25].

NANO MATERIAIS DE IMPRESSÃO:

Os nanoenchimentos Nanosolutions são integrados em vinilpolissiloxanos, produzindo uma adição única de materiais de impressão de siloxano. O material tem melhor fluidez, propriedades hidrofílicas melhoradas e maior precisão de pormenor, porque produzem nanopartículas únicas e dispersáveis, as nanosoluções podem ser utilizadas como agentes de ligação. A homogeneidade é assegurada, porque o adesivo é sempre misturado na perfeição. As nanopartículas também têm sido utilizadas como soluções de esterilização sob a forma de gotículas de óleo emulsionadas nanosizadas que bombardeiam os agentes patogénicos[26].

Materiais de moldagem Os nanocargas são integrados em vinilpolissiloxanos, produzindo um material de moldagem de siloxano único que tem um melhor fluxo, propriedades hidrofílicas melhoradas e detalhes de precisão melhorados[28].

MATERIAL DE SUBSTITUIÇÃO ÓSSEA:

O osso é uma nanoestrutura natural composta por compostos orgânicos (principalmente colagénio) e reforçada com compostos inorgânicos. A nanotecnologia tem como objetivo emular esta estrutura natural para aplicações ortopédicas e dentárias e, mais particularmente, para o desenvolvimento de nanobone. Os nanocristais apresentam uma microestrutura solta, com nanoporos situados entre os cristais[32].

As superfícies dos poros são modificadas de forma a adsorverem proteínas, devido à adição de moléculas de sílica. Os defeitos ósseos podem ser tratados utilizando estas nanopartículas de hidroxiapatite[28].

Nanoencapsulamento

O SWRI [South West Research Institute] desenvolveu sistemas de libertação orientada que incluem nanocápsulas, incluindo novas vacinas, antibióticos e medicamentos com efeitos secundários reduzidos. Atualmente, a Universidade de Osaka, no Japão, desenvolveu em 2003 a libertação orientada de genes e medicamentos no fígado humano.

As partículas L do envelope do vírus da hepatite B foram projectadas para formar nanopartículas ocas que apresentam um péptido indispensável para a entrada específica do vírus no fígado dos seres humanos. Futuras nanopartículas especializadas poderiam ser projectadas para atingir tecidos orais, incluindo células derivadas do periodonto. Estão a ser testados sistemas de libertação dirigida que incluem nanocápsulas para inclusão em vacinas e antibióticos[28].

Bloqueio dos túbulos dentinários para aliviar a hipersensibilidade

A hipersensibilidade é causada por alterações na pressão transmitida hidrodinamicamente à polpa. Os túbulos dentinários de um dente hipertenso têm o dobro do diâmetro e oito vezes
da densidade superficial dos dentes não sensíveis. Estas caraterísticas levaram à utilização de nanorrobôs que ocluem os túbulos de forma selectiva e precisa em minutos, utilizando materiais locais e nativos, oferecendo assim aos pacientes uma cura rápida e permanente

Os dentes naturais hipersensíveis têm uma densidade superficial de túbulos dentinários oito vezes superior e um diâmetro duas vezes maior do que os dentes não sensíveis. Os nanorrobôs dentários reconstrutivos, utilizando materiais biológicos nativos, podem ocluir de forma selectiva e precisa túbulos específicos em poucos minutos, oferecendo aos pacientes uma cura rápida e permanente. Ao chegarem à dentina, os nanorrobôs entram nos orifícios dos túbulos dentinários, com 1 a 4 µm de diâmetro, e dirigem-se para a polpa, guiados por uma combinação de gradientes químicos, diferenciais de temperatura e até pela posição de navegação, tudo sob o controlo do nanocomputador de bordo, de acordo com as instruções do dentista. Existem muitas vias para viajar da dentina para a polpa.

Devido aos diferentes padrões de ramificação tubular, a densidade tubular pode representar um desafio significativo para a navegação. Assumindo um trajeto total de cerca de 10 mm de comprimento desde a superfície do dente até à polpa e uma velocidade de deslocação modesta de cerca de 100 μm\segundos, os nanorrobôs podem completar a viagem até à câmara pulpar em aproximadamente 100 segundos. A presença de células naturais que estão constantemente em movimento à volta e no interior dos dentes, incluindo fibroblastos gengivais humanos, fibroblastos pulpares, cementoblastos, odontoblastos e bactérias no interior dos túbulos dentinários, linfócitos na polpa ou na lâmina própria, sugere que essa viagem pode ser efectuada por nanorrobôs de dimensão celular com mobilidade semelhante.

Dentifrícios nanorobóticos (dentifrobots) :

Os dentifrícios nanorrobóticos, quando administrados por elixir bucal ou pasta de dentes, podem cobrir todas as superfícies subgengivais, metabolizando assim a matéria orgânica retida em vapores inofensivos e inodoros. Os dentifrobots adequadamente configurados podem identificar e destruir bactérias patogénicas que existem na placa bacteriana e noutros locais. Estes dentifrobots invisivelmente pequenos são dispositivos puramente mecânicos que se desactivam em segurança quando engolidos.

Nanoneedles:
Foram desenvolvidos cristais de aço inoxidável nanométricos incorporados em agulhas de sutura.
A cirurgia celular pode ser possível num futuro próximo com nanopinças, que estão atualmente a ser desenvolvidas.

Nanocompósitos :

A Nanoproducts Corporation fabricou com êxito nanopartículas discretas não aglomeradas que são distribuídas homogeneamente em resinas ou revestimentos para produzir nanocompósitos. O nanofiller utilizado inclui um pó de aluminossilicato com um tamanho médio de partícula de 80 ran e um rácio 1:4 M de alumina para sílica e um índice de refração de 1,508. Apresenta dureza superior, resistência à flexão superior, módulo de elasticidade e translucidez, redução de 50% na contração do enchimento e excelentes propriedades de manuseamento. Os microenchimentos em compósitos e materiais de microcore são utilizados há muito tempo.

Embora o tamanho das partículas de carga não possa ser reduzido para menos de 100 nm, as partículas de nanocompósitos são suficientemente minúsculas para serem sintetizadas a nível molecular. As partículas de carga de tamanho submicrónico, como o dióxido de zircónio, também são necessárias para melhorar a polibilidade e a estética. No entanto, quando são utilizadas partículas deste tamanho, o material pode ser mais propenso a fragilidades e fissuras ou fracturas após a cura. Para resolver este problema, começaram a ser utilizados compósitos híbridos e compósitos com uma distribuição mais alargada de partículas de carga. Embora estes compósitos apresentem um melhor equilíbrio entre resistência e estética, são fracos devido à aglomeração de nanopartículas[52] .

Este problema pode ser ultrapassado através da incorporação de um processo de revestimento patenteado durante o processo de fabrico das partículas, eliminando assim os pontos fracos e proporcionando uma resistência consistente ao longo de todo o "enchimento" do núcleo. Quando o material é curado até ao seu estado endurecido, estas[29]

ROBÔ DE MASTIGAÇÃOIMULADOR DE MASTIGAÇÃO DE MATERIAIS DENTÁRIOS

Os investigadores desenvolveram um robô mastigador para estudar a formação de desgaste dentário nos dentes humanos. A equipa do Departamento de Engenharia Mecânica da Universidade de Bristol, em colaboração com o Departamento de Ciência Oral e Dentária, desenvolveu o robô como uma nova forma biologicamente inspirada de testar materiais dentários, e a sua invenção foi mostrada ao público pela primeira vez na Royal Society Summer Science Exhibition[33].

O novo robot tem o potencial de melhorar drasticamente o processo de desenvolvimento e teste de novos materiais dentários. Os elementos dentários, como coroas e pontes, são feitos de metais, polímeros e cerâmicas bem conhecidos, mas as suas propriedades de desgaste dentário são frequentemente mal compreendidas e os ensaios clínicos que investigam o desgaste são dispendiosos e demorados.

O robô de mastigação (Figura 18) baseia-se num mecanismo tridimensional com seis actuadores lineares que foram programados utilizando dados obtidos clinicamente para reproduzir o movimento e as forças suportadas pelos dentes numa boca humana[33]. O robô foi construído em colaboração com a Societa Graal Tech e foi financiado pelo Ministério da Instrução Universitária e da Investigação, Itália, ao abrigo do Projeto de Investigação de Interesse Nacional. Baseia-se num mecanismo tridimensional com seis actuadores lineares que foram programados utilizando dados obtidos clinicamente para reproduzir o movimento e as forças suportadas pelos dentes numa boca humana. Isto significa que replica o movimento natural com seis graus de liberdade, translação e rotação ao longo de cada um dos eixos cartesianos. É composto por 2 sistemas distintos:

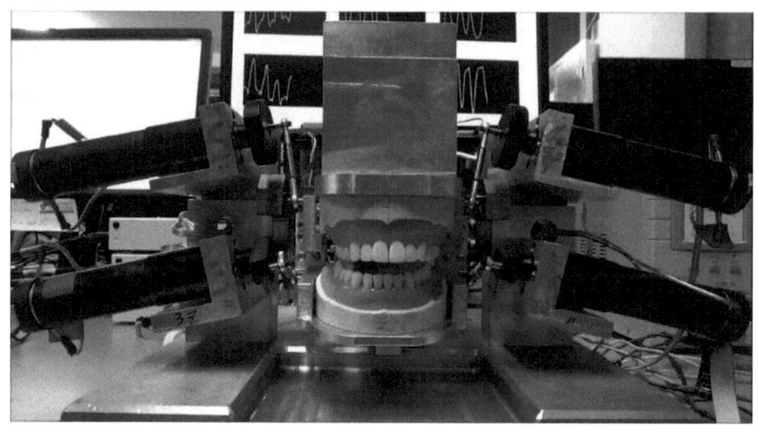

Figura 18 SIMULADOR DE QUEIMADURA

O primeiro é o sistema que conduz e controla o robô, juntamente com o próprio robô; e o segundo sistema recolhe os dados. O sistema de controlo é um computador industrial que dá ordens à parte móvel do robô, ou seja, a plataforma Stewart, e controla os movimentos executados, graças a sinais de feedback.

A plataforma de Stewart é um mecanismo paralelo constituído por uma parte superior rígida, ou plataforma móvel (o dispositivo final que simula a mandíbula), que está ligada a uma base fixa por 6 pernas cinéticas idênticas, equidistantes entre si e dispostas simetricamente de modo a formar 2 triângulos equiláteros numa base fixa. O novo robot tem o potencial de melhorar drasticamente o processo de desenvolvimento e teste de novos materiais dentários.

O grupo de colaboração para o Robô Mastigador inclui o Professor Stuart Burgess, os Drs. Kazem Alemzadeh e Andrew Harrison e os estudantes de doutoramento Daniel Raabe e Lin Wang do Departamento de Engenharia Mecânica, e o Dr. Tony Ireland do Departamento de Ciências Orais e Dentárias[33].

ROBÔS PEDIÁTRICOS

O robô MEDi é um robô pediátrico que é um mero androide de 23 polegadas que acompanha o paciente infantil à clínica dentária. Muitas crianças sentem-se ansiosas quando vão ao dentista. Por vezes, basta um pouco de companhia para as ajudar a sentirem-se melhor (figura 19). O MEDi da Rx Robots pode proporcionar essa companhia.

De facto, estudos demonstraram que o androide de 23 polegadas reduz para metade a perceção da dor das crianças submetidas a procedimentos médicos. Traz um fator "uau". Traz um sorriso", afirmou o Dr. Richard Olin, diretor do Olin Dental Group em Rahway, NJ, que utiliza o MEDi há cerca de 8 meses. "É a única altura em que posso dizer que, nos meus 31 anos de prática, quase toda a gente sorri. E é divertido". "Os pacientes tiram fotografias. Eles as publicam no Facebook e no Instagram", disse Mark Williams, presidente e CEO da Rx Robots. "Quando o procedimento termina, tudo o que eles fazem é falar sobre o robô mágico que se dirigiu a eles pelo nome. E o Dr. Olin[31] .

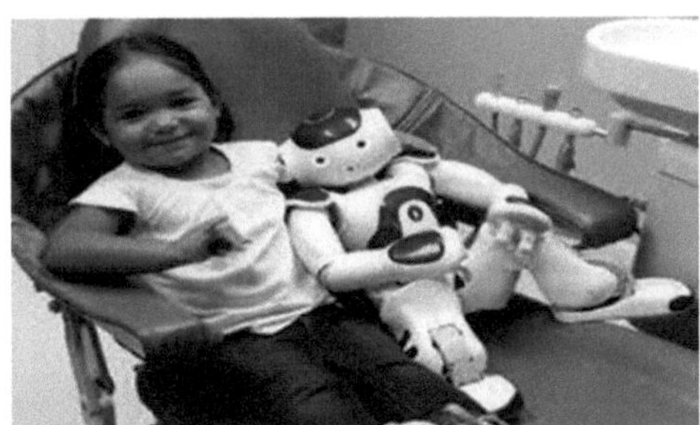

Figura 19 ROBÓTICA PADEIATRICA

Quando os jovens pacientes chegam ao consultório, o MEDi pode apresentar-se e explicar os procedimentos futuros, incluindo limpezas, radiografias, obturações e até canais radiculares. Também ensina as crianças a ficarem quietas na cadeira de dentista e a não terem medo se, por exemplo, for necessário utilizar uma agulha ou óxido nitroso. O MEDi também incentiva os pacientes a sentirem que estão a fazer um bom trabalho.

O MEDi proporciona um reforço positivo constante ao doente infantil. O MEDi também pode manter os pacientes na sala de espera ou mesmo no bloco operatório ocupados (e distraídos) com uma biblioteca de canções, danças, histórias e jogos.

Mas o robô não é um fantoche. É fornecido com um tablet carregado de aplicações personalizadas. O pessoal do escritório utiliza simplesmente as aplicações para programar uma rotina e o MEDi faz o resto sozinho. Não requer quase nenhuma formação e é tão simples como saber utilizar um computador ou um iPhone. O controlo é feito escolhendo uma aplicação, carregando no play, e está pronto a funcionar.

São criadas aplicações que estão no tablet (figura 20). O robô é personalizado e socialmente e medicamente apropriado para a medicina dentária. Qualquer que seja o procedimento que um profissional de saúde esteja a realizar, o robô pode ser feito para complementar quaisquer que sejam os objectivos desse procedimento. Como psicólogo, Beran tem estudado as interações entre robôs e crianças desde 2005. Em 2009, quando um braço robótico no Telus World of Science empilhou blocos e interagiu com crianças, estas trataram-no como se ele pudesse pensar e sentir[29].

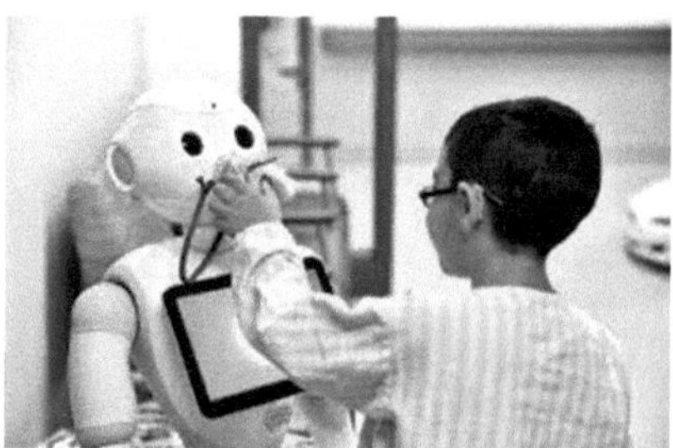

Figura 20 ROBÓTICA PADEIATRICA

Estas observações levaram ao desenvolvimento de um modelo humanoide que poderia ajudar as crianças a gerir a dor e a angústia. A investigação foi iniciada por volta de 2011. Os investigadores começaram a utilizar o MEDi na vacinação contra a gripe nos hospitais. Fizeram um ensaio controlado aleatório e descobriram uma redução de 50% na dor e ansiedade das crianças e os pais que participaram no estudo começaram

para pedir ao MEDi análises ao sangue, pelo que este se tornou o segundo ensaio de controlo aleatório. As aplicações do MEDi baseiam-se numa intervenção cognitivo-comportamental.

Para além de reduzir a dor, o robô aumentou as taxas de vacinação em 10% ao acalmar as crianças que gritavam, davam pontapés e mordiam as enfermeiras durante outro estudo. O MEDi é um sucesso
ensinando aos doentes estratégias de sobrevivência como a respiração, imagens guiadas e o enquadramento, que substitui os pensamentos negativos por pensamentos positivos. 114 O robô simula comportamentos de relaxamento. Estica-se e tem efeitos sonoros. Dá a impressão de que talvez se possa começar a relaxar e a esticar, por isso é tudo uma sugestão positiva de como se pode querer sentir quando se está na cadeira do dentista. Também está a respirar, o que é importante, uma vez que é a melhor forma de aliviar a dor e a ansiedade.

Por vezes, quando um dentista ou um profissional de saúde diz 'Respire fundo', é um pouco mais difícil de acompanhar e mais intimidante do que quando esse pedido ou sugestão educada vem de um robô", disse Beran. "É mais fácil seguir a sugestão". A Rx Robots utiliza o modelo NAO da empresa de desenvolvimento de robôs Aldebaran. O NAO tem 25 graus de liberdade e consegue manter o seu próprio equilíbrio. Também tem 4 microfones direcionais e altifalantes para poder interagir com as pessoas de forma natural, ouvindo e falando. Além disso, as suas câmaras de alta resolução incorporadas permitem-lhe reconhecer formas e objectos.

Por seu lado, a Rx Robots programa o MEDi com as intervenções cognitivo-comportamentais e desenvolve aplicações personalizadas para os procedimentos de cada cliente com base numa biblioteca de modelos de procedimentos dentários. Para além do robô e do tablet, a Rx Robots fornece um router sem fios, um carrinho, garantia, apoio e manutenção. No início deste mês, a Rx Robots recebeu o prémio Most Innovative Start up, bem como o terceiro lugar geral na Paediatrics 2040 em Laguna Niguel, Califórnia[31].

A conferência anual expõe o pessoal médico pediátrico a inovações que irão influenciar os cuidados de saúde. No entanto, as aplicações do MEDi não se limitam necessariamente às crianças. "Ajuda a diminuir a ansiedade e a perceção da dor em crianças pequenas, jovens adultos e mesmo adultos. [31]

ROBÔ DENTÁRIO CEREC

A joint venture entre **a iRobot**, inventora do aspirador robô doméstico chamado Roombas, e a InTouch Health concebeu um novo robô amigo do doente que se desloca para os quartos de hospital dos doentes e ajuda a diagnosticar problemas à distância com a ajuda de um médico especialista que pode estar a milhares de quilómetros de distância (figura 21). Em vez de o doente ter de sair do consultório com uma coroa provisória, um técnico robô entra na clínica e comanda uma máquina Cerec que tira uma impressão digital.

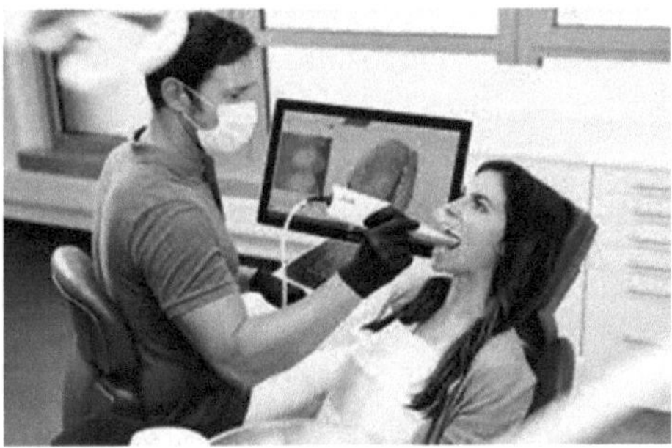

Figura 21

O dentista com formação Cerec desenha então a coroa dentária num ecrã de computador e envia o desenho por correio eletrónico sem fios para uma cad-cam, um robô dentário localizado noutra sala. Em cerca de 15 minutos de fascinante zumbido e zumbido, uma coroa dentária ou onlay com forma e cor perfeitas é produzida quase por magia e pode ser colada ao dente numa única consulta. A ortodontia Invisalign é mais um exemplo de tratamento dentário de tipo robótico disponível no seu dentista Invisalign de alta tecnologia de Gettysburg. [32] Os dentes desalinhados são recriados digitalmente e depois endireitados digitalmente, permitindo que uma série de alinhadores dentários para endireitar os dentes seja fabricada roboticamente.

PERCEPÇÕES DA MEDICINA DENTÁRIA ROBÓTICA

Num inquérito em linha a 502 indivíduos (260 do sexo feminino), os participantes mostraram-se "significativamente menos dispostos a submeter-se a procedimentos mais invasivos, como a cirurgia das gengivas e um canal radicular, e significativamente mais dispostos a submeter-se a procedimentos como a limpeza ou o branqueamento dos dentes efectuados por um robô", informou Stephen Rice, professor associado de face humana. Além disso, a promessa de dentistas a metade do preço aumentou a vontade dos participantes de aceitarem cuidados dentários de um dentista robótico autónomo, explicaram Rice e os seus alunos de pós-graduação na conferência[35].

Em 2017, um dentista robótico na China colocou dois implantes dentários na boca de uma mulher. Além disso, uma empresa sediada em Miami, na Flórida, a Neocis, anunciou no ano passado que tinha recebido autorização da Food & Drug Administration dos EUA para introduzir um sistema cirúrgico dentário roboticamente assistido chamado Yomi.

À medida que os robôs se tornam cada vez mais comuns em muitos contextos diferentes, "é importante compreender as percepções dos consumidores em relação às tecnologias autónomas", afirmou Emily Anania, aluna licenciada da Embry-Riddle e principal autora da apresentação do poster do HFES. "As pessoas nem sempre aceitam as tecnologias emergentes. Sabemos por muitos estudos diferentes, por exemplo, que os carros sem condutor e as tecnologias de aeronaves autónomas fazem com que algumas pessoas reajam com medo ou raiva. Para aumentar a aceitação destas tecnologias, será essencial conhecer melhor estas percepções".

O inquérito sobre as percepções dos pacientes da Embry-Riddle, preenchido por Rice e cinco estudantes do campus de Daytona Beach, na Flórida, informou todos os participantes de que a medicina dentária robótica está atualmente a ser testada. O inquérito pedia então aos participantes que indicassem a sua vontade de ter um robô a executar 10 procedimentos distintos: limpeza dos dentes, extração de dentes, canal radicular, branqueamento dos dentes, aplicação de selante, aplicação de uma capa, colagem, cirurgia às gengivas, aplicação de aparelhos e colocação de uma obturação.

Em seguida, foram feitas perguntas semelhantes aos participantes, mas com um incentivo adicional: "Imagine que o dentista lhe oferece um desconto de metade do preço em todo o trabalho dentário feito por um robô no seu consultório", dizia o inquérito. "O robô trabalhará de forma autónoma (sem intervenção humana)".

Em geral, 51% dos inquiridos opuseram-se moderada ou fortemente à medicina dentária robótica, informou o grupo de investigação. Os inquiridos mostraram-se particularmente cautelosos em relação a procedimentos invasivos como extracções, canais radiculares e cirurgia às gengivas, em que 66% dos participantes se opuseram moderada ou fortemente. As mulheres inquiridas eram, em geral, menos propensas a aceitar a medicina dentária robótica, afirmou Anania.

Houve dois procedimentos em relação aos quais os participantes foram menos negativos, incluindo a limpeza e/ou o branqueamento dos dentes; neste caso, apenas 32% dos participantes se opuseram ao preço total e 83% estavam dispostos a submeter-se ao procedimento se o preço fosse reduzido para metade[35].

Os dentistas robóticos têm o potencial de melhorar a precisão de diferentes procedimentos dentários, afirmou Rice. Esta tecnologia poderia tornar os cuidados dentários mais acessíveis nas zonas rurais ou em zonas carenciadas. Por último, tal como os sistemas de piloto automático dos aviões permitem que os pilotos se concentrem na segurança, acrescentou Rice, os robôs poderiam libertar os dentistas para melhorarem continuamente as práticas e os protocolos de cuidados de saúde[35].

PROBLEMAS NA APLICAÇÃO DE ROBOTS EM MEDICINA DENTÁRIA

Requisitos básicos de conceção:

A linguagem de descrição qualitativa em prótese dentária e ortodontia é transferida para a descrição quantitativa. Com a ajuda do carácter oral tridimensional, o fabrico de próteses completas ou parciais, a implantologia dentária e a dobragem de arcos são realizados automaticamente pelo robô de espaço limitado. A principal dificuldade da conceção e fabrico de robôs em medicina dentária é a possibilidade de satisfazer as exigências das diferentes caraterísticas da boca do doente após a reparação oral. Os requisitos básicos de conceção do robô de arranjo dentário, do robô de implantologia dentária e do robô de dobragem de arcos ortodônticos são os seguintes. Para o robot de arranjo dentário, no ambiente virtual, a descrição qualitativa do princípio do arranjo dentário deve ser expressa quantitativamente[46].

A preensão exacta e a localização sequencial dos dentes artificiais devem ser realizadas com menos graus de liberdade. Para o robô de implantologia dentária, este deve ter as seguintes funções: reconstrução 3D pré-operatória e pré-planeamento do trajeto, navegação em tempo real da imagem intra-operatória. A estrutura do robot deve permitir o ajuste flexível do ângulo de inserção e da posição num espaço de trabalho limitado, com a ajuda da orientação por imagem.

Para o robot de dobragem do fio ortodôntico, o fio ortodôntico deve ser expresso quantitativamente. O planeamento do ponto de dobragem e do retorno da mola do fio deve ser analisado para realizar a dobragem precisa do fio.

Dificuldade de investigação :

A função da aplicação do robot em protética e ortodontia é diferente, pelo que a dificuldade de investigação também não é idêntica. A dificuldade de investigação do sistema de robô de arranjo dentário é a descrição parametrizada do carácter oral, tal como a curva da arcada da mandíbula e a curva da arcada dentária, a reconstrução 3D de dentes artificiais de forma complexa, a descrição digital, a preensão e localização precisas dos dentes artificiais, o planeamento da trajetória e o controlo coordenado do robô.

A dificuldade de investigação do sistema de robô de implantologia dentária é a reconstrução 3D da imagem de TC da cavidade oral pré-operatória, o registo entre a imagem de navegação intra-operatória e a imagem de reconstrução pré-operatória, a conceção da estrutura do robô num espaço de trabalho limitado e o planeamento da trajetória do robô. As dificuldades de investigação do sistema robotizado de dobragem de arcos ortodônticos são a análise do retorno da mola e o algoritmo de dobragem de arcos e a criação de arcos ortodônticos personalizados[46]

O sucesso do fabrico do robô e a sua integração no plano de desenvolvimento da tecnologia endodôntica avançada alterará a forma tradicional de tratamento dos canais radiculares para uma automatização baseada na ciência e na tecnologia e conduzirá a tecnologia micro eletromecânica a uma nova área de aplicação na endodontia[45].

DESENVOLVIMENTO FUTURO DA ROBÓTICA

Foram feitos progressos na investigação da aplicação de robôs em medicina dentária, mas não estão completos. Tendo em conta o estado da arte da aplicação de robôs em medicina dentária e a procura do mercado de reparação da cavidade oral, os seguintes aspectos de investigação devem ser realizados no futuro[29].

Nova estrutura :

É necessária uma elevada flexibilidade, fiabilidade e precisão para o robô em medicina dentária, mas o espaço de trabalho é limitado pela cavidade oral. A flexibilidade e o espaço de trabalho limitado são um par de contradições técnicas, pelo que é necessário o planeamento e a otimização totais do robô. Na condição prévia de satisfazer a reparação da cavidade oral, é necessária a redução do grau de liberdade do robot.

Utilizando a dupla relação entre a estrutura e as propriedades do robô em série e do robô paralelo, os requisitos para a conceção estrutural do robô em medicina dentária são satisfeitos combinando a elevada precisão e o desempenho simplificado da estrutura mecânica do robô paralelo com a flexibilidade de funcionamento do robô em série.[29]

Sensor e técnica de controlo :

O robô que faz o arranjo dos dentes tem de agarrar e manipular com precisão 14 dentes artificiais complicados. Assim, o robot de arranjo dos dentes precisa de muitos graus de liberdade e sensores. Um algoritmo de controlo altamente eficiente e coordenado que seja adequado para o robot de arranjo de dentes é muito importante.

Para o robô de implantologia dentária, a investigação futura centra-se no registo entre a imagem de navegação intra-operatória e a imagem de reconstrução pré-operatória, na aquisição em tempo real e no feedback da profundidade de perfuração e da força do implante. No que respeita ao robô de dobragem de arcos ortodônticos, a investigação futura centra-se no algoritmo de dobragem e de retorno do arco.

Tecnologia de Interação Homem-Computador :

A tecnologia de interação homem-computador é uma das principais tecnologias de controlo do movimento do robô em prótese dentária e ortodontia. Para os robots de arranjo dentário e
robô de implantologia, o ambiente de trabalho é limitado; existem algumas ilusões para os operadores, tais como a operação de captura e ajustamento de todo o robô e a operação de ajustamento da profundidade de perfuração e da postura.

Para o robô de dobragem do fio ortodôntico, a investigação no futuro centra-se na visualização virtual tridimensional do fio ortodôntico personalizado no ecrã, num ambiente de observação virtual para um fio ortodôntico personalizado concebido e na modificação interactiva da posição de diferentes anéis. Para o robot em prótese dentária e ortodontia, é difícil detetar as condições de trabalho e realizar a operação com múltiplos obstáculos num ambiente não estruturado. Para facilitar a operação, deve ser concebido um tipo de software de interação homem-computador amigável para fornecer informações de humanização e feedback aos operadores[29].

O sucesso do fabrico do robô e a sua integração no plano de desenvolvimento da tecnologia endodôntica avançada alterará a forma tradicional de tratamento dos canais radiculares para uma automatização baseada na ciência e na tecnologia e conduzirá a tecnologia micro eletromecânica a uma nova área de aplicação na endodontia[45].

Outra razão pela qual a robótica continua a ser um domínio de pouco interesse na medicina dentária pode ser a falta de conhecimentos especializados para programar e controlar esses sistemas enquanto não profissional. Consequentemente, a investigação neste domínio ainda depende de uma colaboração eficiente entre engenheiros e dentistas. Esta situação pode mudar num futuro próximo, à medida que a comunidade robótica investiga novos paradigmas de programação e metodologias de interação, a fim de tornar a comunicação entre robôs e humanos tão intuitiva quanto possível. Além disso, a utilização de métodos de IA para planear tarefas de forma autónoma e raciocinar sobre o ambiente pode vir a ser uma realidade no futuro.

CONCLUSÃO

A robótica poderá oferecer à medicina dentária uma maior precisão, previsibilidade, segurança, qualidade dos cuidados e rapidez dos tratamentos. Tem o potencial de alterar a qualidade da saúde dentária das pessoas em apenas alguns anos. Poder-se-á perguntar porque é que os robôs ainda não foram introduzidos na medicina dentária, uma vez que as funções necessárias são relativamente simples. Uma explicação poderia ser o facto de a robótica na medicina dentária ser um exemplo de uma tecnologia disruptiva, o que significa que os actuais fabricantes de equipamento dentário podem recear um efeito negativo no seu negócio atual e a alienação dos dentistas, uma vez que os robôs podem ser vistos como uma ameaça para os profissionais de medicina dentária. Com o aparecimento de novas tecnologias, o futuro da medicina dentária é imprevisível. A principal preocupação reside na visão e na viabilidade de adaptar estas tecnologias ao ensino e à prática clínica actuais[1].

Embora o mundo robótico de precisão e exatidão seja falado e implementado em muitas áreas, continua a ter várias limitações. Nos países em desenvolvimento, o facto de os robôs substituírem os seres humanos é visto como ficção científica. Há sempre uma procura de progresso. Assim, a medicina dentária robotizada é uma ficção que poderá ser uma realidade numa questão de tempo[8].

REFERÊNCIAS

1. Robótica em medicina dentária: Ficção ou Realidade B. Divya Bhat, Shruthi Bhandary, Rajaram Naik, Divya Shetty 10.4103/jdrr.jdrr_55_17

2. Rawtiya M, Verma K, Sethi P, Loomba K. Aplicação da robótica na medicina dentária. Indian J Dent Adv 2014;6(4):1696-1702

3. D'Souza RD, Sharma S, Pereira AJ, Hashimi A A. Microrobótica: Tendências e tecnologias. American J Eng Res 2016;5(5):32-39.

4. West JD, Roane JB. Limpeza e modelação do sistema de canais radiculares. Em Cohen S, Burns RC, editores: Pathways of the Pulp, ed 7, St Louis, Missouri, The C.V. Mosby 1997:203-257.

5. J.Dong, S. Hong, e G. Hesselgren. A study on development of endodontic microrobot, apresentado na Conferência IJME - Intertech de 2006, Universidade de Kean, Union, NJ, 1996- http://ijme.us/cd_06/PDF/ENT%20104-110.pdfaccessed em 24 de setembro de 2016

6. Dong J. Rule-based planning for automated endodontic treatment - From Dental Radiography, 3-D Computer Modeling, to Tool Selection and Path Control, Dissertação, Universidade de Columbia, 2003

7. Gulrez T, Sana U. Sistema terapêutico endodôntico robótico guiado visualmente. Conf. Internacional Emerg. Technology 2010:16.

8. Schulz MJ, Shao VN, Yun Y. Nanomedicine design of particles, sensors, motors, implants, robots, and devices, Artech2009:10. Design-of-Particles-Sensors-Motors-Implants- Robots- and- Devices-P1265.aspx- acedido em 24 de setembro de 2016.

9. Mittal S, Kumar T, Mittal S, Sharma J. Próxima geração de endodontia -

Microrobótica - Revisão. Dent J Adv Studies 2013;1(1):43-45.

10. Rawtiya M, Verma K, Sethi P, Loomba K. Aplicação da robótica em odontologia. Indian J Dent Adv 2014;6:1700-6.

11. Ishiguro H, Geminoid DK. Geminoid series; 2010. Disponível em: www.Roboticstoday. [Último acesso em 12 de dezembro de 2017].

12.. Dong J, Hong S, Hesselgren G. WIP: Um Estudo sobre o Desenvolvimento do Micro Robô Endodôntico. Actas da Conferência IJME-INTERTECH de 2006; 2006.

13. Lumbini P, Agarwal P, Kalra M, Krishna KM. Nanorobótica em medicina dentária. Ann Dent Spec 2014;2:95-6.

14. Shetty NJ, Swati P, David K. Nanorobots: Futuro na medicina dentária. Saudi Dent J 2013;25:49-52.

15. Bansal A, Bansal V, Popli G, Keshri N, Khare G, Goel S.Robots in head and neck surgery. J Appl Dent Med Science 2016;2:168-75.

16. Yomi, o primeiro sistema robótico de cirurgia dentária, agora aprovado pela FDA. Disponível em:

17. Atine V. Jornal South China Morning Post; 22 de setembro de 2017.

18. Rawtiya M, Verma K, Sethi P, Loomba K. Aplicação da Robótica em Medicina Dentária. Indian J Dent Adv 2014; 6:1700-6

19. Bas B, Ozgonenel O, Ozden B, Bekcioglu B, Bulut E, Kurt M. Utilização de redes neuronais artificiais na diferenciação de subgrupos de desordens temporomandibulares internas: Um estudo preliminar. J Oral Maxillofacial Surgery 2012;70:51-9.

20. Al Haidan A, Abu-Hammad O, Dar-Odeh N. Previsão da perda de superfície

dentária usando redes neurais artificiais optimizadas por algoritmos genéticos. Métodos de Matemática Computacional Med 2014;2014.

21. Williams JS, Matthewman A, Brown D. An orthodontic expert system.Fuzzy Sets Syst 1989;30:121-33.

22. Saghiri MA, Asgar K, Boukani KK, Lotfi M, Aghili H, Delvarani A, *et al.* Uma nova abordagem para localizar o forame apical menor usando uma rede neural artificial. Int Endod J 2012;45:257-65.

23. West JD, Roane JB. Limpeza e modelação do sistema de canais radiculares. Em: Cohen S, Burns RC, editores. Pathways of the Pulp (Vias de acesso da polpa). 7ª ed., St. St. Louis, Missouri: The C.V. Mosby; 1997. p. 203-57.

24. Dong J. Rule-Based Planning for Automated Endodontic Treatment from Dental Radiography, 3-D Computer Modeling, to Tool Selectionand Path Control. Dissertação, Universidade de Columbia; 2003. p. 149-53.

25. Freitas RA Jr. Nanodentistry. J Am Dent Assoc 2000;131:1559-65.

26. Speich JE, Rosen J. Medical robotics. In: Encyclopedia of Biomaterials and Biomedical Engineering (Enciclopédia de Biomateriais e Engenharia Biomédica). Marcel Dekker Inc: Nova Iorque; 2004. p. 983-93.

27. DiGioia AM, Colgan BD, Koerbel N. Cirurgia assistida por computador. In: Satava RM, editor. Cyber surgery: Tecnologias avançadas para a prática cirúrgica. New York: John Wiley and Sons; 1998. p. 121-39.

28. Barone, Sandro & Casinelli, Matteo & Frascaria, Massimo & Paoli, Alessandro & Razionale, Armando. Conceção interactiva da colocação de implantes dentários através de tecnologias CAD-CAM: da imagem 3D ao fabrico aditivo. Revista Internacional de Design e Fabrico Interactivos (IJIDeM). 2014. 10. 10.1007/s12008-014-0229-0.

29. Freitas Jr RA. Nanodentistry. J Am Dent Assoc 2000;131:1559-66.

30. Freitas Jr RA. Current status of nanomedicine and medical nanorobotics. J Comput Theor Nanosci 2005; 2:1-25.

31. Freitas Jr RA. O que é nanomedicina? Nanomed Nanotecnologia Bio Med 2005; 1:2-9

32. Borges AR, Schengrund CL. Dendrímeros e antivirais: uma revisão. Curr Drug Targets Infect Disord 2005; 5:247-54.

33. Itas Jr.RA Nanotecnologia, nanomedicina e nanocirurgia International Journal of Surgery 2005:3:1-4

34. Mashino T, Shimotohno K, Ikegami N, Nishikawa D, Okuda K, Takahashi K, et al. Inibição da transcriptase reversa do vírus da imunodeficiência humana e actividades de inibição da RNA polimerase dependente de RNA do vírus da hepatite C de derivados de fulereno. Bioorg Med Chem Lett 2005;15:1107-9.

35. O'Neal DP, Hirsch LR, Halas NJ, Payne JD, West JL. Ablação fototérmica de tumores em ratos utilizando nanopartículas que absorvem o infravermelho próximo. Cancer Lett 2004;209:171-6.

36. Kaehler T. Nanotecnologia: Conceitos básicos e definições. Clinical Chemistry. - 1994;40(9);1797-99.

37. Freitas R.A. Nanomedicina // Capacidades básicas, Georgetown, TX: Landes Bioscience. - 1999; I;345-47.

38. Iijima S., Brabec C., Maiti A. Flexibilidade estrutural dos nanotubos de carbono // Journal Chemistry and Physiology.1996; 104(5); 2089-92.

39. Estafan DJ. Técnicas invasivas e não-invasivas de analgesia dentária. Gen Dent 1998; 46(6); 600-60140.Herzog A. Of Genomics.

40. Ciborgues e nanotecnologia: A Look into the Future of Medicine. Connecticut Medicine 2002;66(1);53-54

41. Mjör I.A, Nordahl I. A densidade e a ramificação dos túbulos dentinários nos dentes humanos. Arch Oral Biol 1996;41(5); 401-12

42. Sumikawa D.A., Marshall G.W., Gee L., et al. Microestrutura da dentina de dentes primários Paediatric Dentistry 1999; 21(7);439 - 44.

43. Freitas R.A. Jr. Projeto exploratório em nanotecnologia médica: Um glóbulo vermelho artificial mecânico. Células Artificiais Substituto do Sangue Biotecnologia Imóvel 1998;26;30-32.

44. West JL, Halas NJ. Applications of nanotechnology to biotechnology commentary. Curr Opin Biotechnol 2000;11:215 - 7.

45. Shi H, Tsai WB, Garrison MD, Ferrari S, Ratner BD. Template imprinted nano-structured surfaces for protein recognition. Nature 1999; 398:593- 7.

46. Sims MR. Brackets, epítopos e cartões de memória flash: Uma visão futurista da ortodontia clínica. Aust Orthod J 1999;15:260- 8.

47. Slavkin HC. Entrando na era da odontologia molecular. J. American Dent Assoc 1999;130:413-

48. Farr C. Biotech in periodontics: molecular engineering produces new therapies. Dent Today 1997;16:92, 94-7.20.Pruzansky S. Efeito da genética molecular e da engenharia genética na prática da ortodontia. J. Ortho d 1972; 62:539 - 42.

49. Ure D, Harris J. Nanotecnologia em medicina dentária: redução à prática. Dent Update 2003;30:10- 5.

50. Shellhart WC, Oesterle LJ. Levantamento de molares sem extrusão. J Am Dent

Assoc 1999;130:381 - 5.

51. Fartash B, Tangerud T, Silness J, Arvidson K. Reabilitação do edentulismo mandibular através de implantes de safira de cristal único e overdentures: Resultados de 3-12 anos em 86 pacientes. Um estudo internacional de centro duplo. Clin Oral Implants Restoration 1996;7:220 - 9

52. Sahoo SK, Parveen S, Panda JJ. The present and future of nanotechnology in human health care Nanomedicina:

53. Rocco Castoro, Think Small. A U.F. espera grandes coisas da ciência das pequenas nanotecnologias // The POST 2005; 2;25-27.

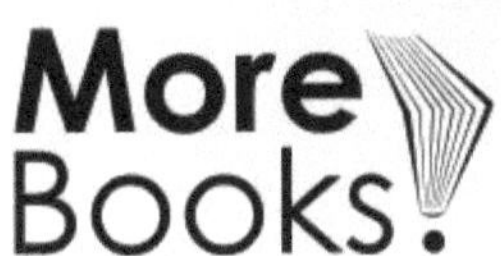

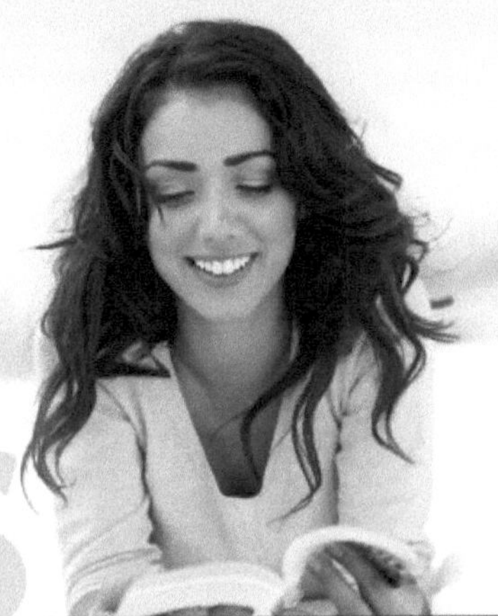

I want morebooks!

Buy your books fast and straightforward online - at one of world's fastest growing online book stores! Environmentally sound due to Print-on-Demand technologies.

Buy your books online at
www.morebooks.shop

Compre os seus livros mais rápido e diretamente na internet, em uma das livrarias on-line com o maior crescimento no mundo! Produção que protege o meio ambiente através das tecnologias de impressão sob demanda.

Compre os seus livros on-line em
www.morebooks.shop

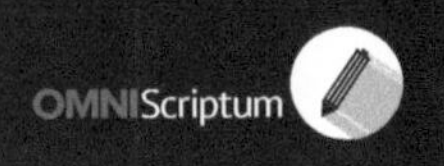

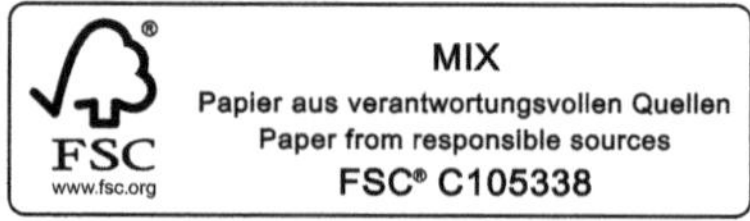

Printed by Books on Demand GmbH, Norderstedt / Germany